Bicarbonate

Groupe Eyrolles
61, bd Saint-Germain
75240 Paris Cedex 05

www.editions-eyrolles.com

Collection dirigée par Carole Minker
Docteur en Pharmacie et en Pharmacognosie

ISBN : 978-2-212-55144-0

Nicolas Palangié

Bicarbonate

Un concentré d'astuces pour votre maison, votre santé, votre beauté

Troisième tirage 2012

EYROLLES

Remerciements

Merci à Sophie Quéré, ma compagne et la mère de mes enfants, qui a accumulé dans la joie et la bonne humeur une grande expérience pratique du bicarbonate (c'est elle qui a sélectionné, testé et adapté les recettes de cuisine au bicarbonate qui se trouvent à la fin de cet ouvrage).

Merci à Jean-Philippe Pascal, chercheur (« Monsieur le chercheur » !) sur les nouvelles applications du bicarbonate, avec qui j'ai passé des jours, des années de ma vie professionnelle antérieure à cogiter et à tester.

Merci à Claude Breton, qui nous a orientés et encouragés lorsqu'il était directeur du Centre de recherches (CER de Solvay Dombasle).

Merci à mes amis et à mes anciens collègues italiens pour leur accueil dans la patrie européenne du bicarbonate.

Merci aux relecteurs de ce livre :

- Sandrine Mailly-Leroux, voisine, amie et professeur de chimie ;

- Gérard Dupont, ingénieur chimiste, ancien collègue à l'époque responsable de fabrication du bicarbonate (et qui, en dehors des « usages du futur » et des « amis du bicarbonate », m'a aidé sur la partie « fabrication » et « applications industrielles » du bicarbonate).

Merci d'une façon générale à toutes celles et ceux qui s'efforcent de mettre à la portée du plus grand nombre des solutions plus sûres, plus simples et plus sensées dans un souci du respect de la personne et de son environnement. Ils sont heureusement nombreux, persévérants et motivés. Je le sais, j'en connais beaucoup !

Préambule

Toutes les informations mises à disposition dans cet ouvrage le sont de bonne foi, et en l'état actuel de nos connaissances. Elles résultent d'une expérience de plus de dix ans du bicarbonate de sodium dans un contexte professionnel et de la participation à de nombreux travaux de recherche, à la compilation et à la lecture d'innombrables articles scientifiques et pratiques, et de très nombreuses expérimentations personnelles dans le cadre domestique et privé. Elles ne dispensent pas le lecteur de prendre les précautions d'usage dans la mise en pratique de ces suggestions d'utilisation.

Dans le domaine des soins corporels en particulier, il est important de répéter que le bicarbonate n'est pas un médicament et que la lecture de ce livre ne dispense en aucun cas de consulter un médecin.

L'attention des personnes sous traitement médical doit aussi être attirée sur le fait que le bicarbonate peut interférer avec certains médicaments. Dans le doute, l'avis d'un professionnel de santé devra sans faute être sollicité.

Introduction

Le bicarbonate n'est pas un produit de grand-mère...

Même si cette qualification plaît à certains, même si elle véhicule une image de sécurité, de tendresse et de bonhomie, elle ancre le bicarbonate dans le passé et le coupe du progrès. Et pourtant, cette molécule simple et universelle voit le nombre de ses utilisations augmenter constamment dans tous les domaines : biotechnologies, pharmacie, lutte contre les nuisibles (bio-pesticides), culture des algues, technologies de l'environnement (limitation de l'effet de serre par piégeage du CO_2)... Les universités les plus prestigieuses et les chercheurs les plus dignes de respect redécouvrent ses atouts et publient les résultats de leurs travaux.

Dans la pratique, le bicarbonate peine à mobiliser des ressources financières importantes car les industriels ont parfois le sentiment qu'une molécule « basique » présente peu d'opportunités de brevets, ce qui n'est pas complètement faux. Mais s'ils se penchaient avec plus d'attention sur les débouchés possibles, ils reverraient sans doute leur jugement : l'absence de toxicité et d'impact sur l'environnement, conjuguée à une « cote d'amour » élevée dans le grand public et un coût de revient qui reste raisonnable en font une alternative économiquement viable dans de nombreuses applications, qu'elles soient « traditionnelles » ou innovantes. Malheureusement, certains grands groupes opportunistes se bornent à récupérer le bicarbonate pour l'introduire dans un produit d'entretien (notons par exemple le gel w.-c. « éclat et blancheur au bicarbonate » d'une célèbre marque que nous ne citerons pas), dégradant son image et décourageant le public à le tester dans des utilisations plus nobles (les soins corporels et la cuisine, par exemple, où il fait preuve d'une surprenante efficacité). Ce sont d'ailleurs souvent ces mêmes grands groupes qui ont construit leur prospérité sur la complexité aberrante de leurs produits, le matraquage publicitaire et l'encouragement à la surconsommation.

Cet ouvrage n'a pas la prétention d'être exhaustif. Mais c'est sans doute un des plus complets qui ait été rédigé sur le bicarbonate. Le passionné de science et de technique y trouvera les clés de compréhension qui lui permettront d'aller plus loin dans sa découverte, et le simple curieux aura le choix de lire ou de passer les paragraphes (un tout petit peu) plus techniques (mais qui restent très accessibles). Et tous pourront comprendre pourquoi la complexité n'est pas une nécessité, pourquoi elle représente même souvent une source de risques inutiles pour notre santé et celle de notre planète, pourquoi elle peut même être contre-productive sur le plan économique.

Le bicarbonate est l'illustration idéale d'un produit simple, à multi-usages, à la portée de tous... Il y a fort à parier que si nous adoptons ce principe de simplicité, que nous étendons cet intérêt à quelques autres produits (le vinaigre par exemple, autre produit « tout simplement » passionnant...[1]), et que nous privilégions leur utilisation plutôt que celle des produits chers, compliqués et toxiques qui nous environnent, nous pourrions peut-être espérer voir ralentir, puis cesser la progression de certains des fléaux de santé publique de notre nouveau millénaire. Mais il faut pour cela revoir en profondeur nos habitudes et nos modes de consommation. Ce livre vous convaincra que ce n'est pas difficile, et tous ceux qui ont testé le bicarbonate l'adoptent définitivement. Nous verrons que certains pays comme l'Italie, les États-Unis et le Canada ont d'ailleurs une longueur d'avance sur la France de ce point de vue.

Il faut réserver la complexité aux domaines où elle apporte un réel progrès : des ordinateurs de plus en plus perfectionnés et puissants, pourquoi pas ? Mais un gel douche, une denrée alimentaire, un produit d'entretien ou un médicament qui comportent chacun parfois plu-

1. Samuel Chapin, *Vinaigre*, Groupe Eyrolles, 2011.

sieurs dizaines de composants, conservateurs, agents de texture et de saveur, colorants, parfums... Est-ce vraiment utile ? Que deviennent ces molécules dans l'environnement lorsqu'elles réagissent entre elles, et une fois absorbées par la peau, lors de la digestion, la respiration... personne, même le plus brillant de nos scientifiques, n'est capable de le dire. Alors surtout, et c'est à l'évidence de plus en plus urgent : « Ne passons pas à côté des choses simples. »

Clés de lecture

Ce livre permet plusieurs « niveaux de lecture » :

- ceux qui voudront simplement découvrir rapidement les applications domestiques pourront se rendre directement au chapitre 3 « Le bicarbonate à la maison » (p. 65), des rappels succincts leur permettront de comprendre pourquoi le bicarbonate est efficace dans chacune des utilisations décrites ;
- ceux qui veulent comprendre plus en profondeur ce qu'est le bicarbonate auront intérêt à se plonger dans les deux premiers chapitres. Des références scientifiques sont souvent précisées. Et un index en fin d'ouvrage, qui reprend les « mots clés » principaux, permet de localiser rapidement les passages qui traitent des sujets prioritaires.

Il n'est donc pas nécessaire de « digérer » tout le livre pour profiter très rapidement des bienfaits du bicarbonate. Et on peut parier qu'en découvrant une première utilisation, vous aurez vite envie d'en tester une seconde... et ainsi de suite jusqu'à ce que vous ayez vous-même envie de partager avec d'autres votre expertise du bicarbonate !

Les ados et les jeunes adultes sont souvent intrigués par le bicarbonate, mais hésitent à le tester pour diverses raisons. Il leur faut aussi une information condensée et digeste. Le « Teenagers' express » (p. 129) leur offrira très rapidement des informations et des conseils, mieux validés et plus sûrs que ceux qu'ils pourront parfois trouver sur Internet, et mentionne en priorité les sujets qui les préoccupent le plus (les soins du corps en particulier). Un autre paragraphe est spécifiquement dédié au bébé (et à sa maman !), et un troisième aux seniors.

CHAPITRE 1

Les fondamentaux du bicarbonate

Il n'est pas nécessaire d'être un expert pour profiter des bienfaits du bicarbonate, et nombreux sont les utilisateurs qui ignorent jusqu'à son véritable nom, et à plus forte raison ses interactions plusieurs fois millénaires avec l'histoire de l'humanité, sa présence au sein même de notre métabolisme et des grands équilibres naturels, ses principaux usages actuels et ceux qui pourront en être faits dans le futur...

Ce premier chapitre n'est donc pas totalement incontournable, mais il est fortement recommandé si vous voulez vraiment être en mesure de répondre à la quasi-totalité des questions que vous pourrez vous poser tôt ou tard en découvrant cette fabuleuse molécule.

Il était une fois le bicarbonate…

La formule du bicarbonate est $NaHCO_3$. Il combine donc les éléments suivants : le sodium (Na), l'hydrogène (H), le carbone (C) et l'oxygène (O). Il s'agit d'un sel entre l'ion hydrogénocarbonate ou bicarbonate (HCO_3^-) et l'ion sodium (Na^+).

De nombreuses appellations

Les nombreuses appellations du bicarbonate témoignent de la diversité de ses utilisations et des nombreux pays dans lequel il a été et est toujours utilisé par des millions de personnes.

- Bicarbonate de soude : c'est sans doute l'appellation la plus employée, et c'est en quelque sorte regrettable, car le terme « soude » évoque un caractère corrosif et agressif, que le bicarbonate ne possède heureusement pas. C'est probablement dû au fait que la fabrication du bicarbonate implique le carbonate de sodium (de formule Na_2CO_3), que l'on qualifie parfois de « grands frère du bicarbonate » et qu'on appelle souvent « carbonate de soude » ou même « soude Solvay », du nom d'Ernest Solvay, l'inventeur du procédé de fabrication le plus répandu dans le monde, et en particulier en Europe (voir p. 24). Quoi qu'il en soit, le bicarbonate ne peut en aucun cas être assimilé à l'hydroxyde de sodium, aussi appelé communément « soude caustique » (de formule NaOH), qui est un produit excessivement basique (le contraire d'acide), corrosif et agressif, qu'il faut manipuler avec énormément de précautions. La soude caustique liquide (en solution dans de l'eau) est aussi souvent appelée « lessive de soude », et elle reste très dangereuse même fortement diluée. Mais il n'y a pas de soude dans le bicarbonate... que ceci soit clair dès maintenant et ne vous inquiète plus !

- Bicarbonate de sodium : c'est l'appellation la plus pratique et exacte, et c'est celle qui figure généralement sur les emballages (*sodium bicarbonate* en anglais).

- Bicarbonate alimentaire : il s'agit d'un abus de langage dans la mesure où tous les bicarbonates ne sont pas forcément de qualité alimentaire. C'est un point auquel il faut veiller (voir p. 54).

- Poudre à lever : il s'agit, là aussi, d'une erreur, dans la mesure où la levure dite « chimique » (de type Alsa) contient effectivement du bicarbonate, mais combiné à un acide avec lequel il va réagir et un amidon qui va servir à empêcher la réaction prématurée dans le sachet.

- Hydrogénocarbonate de sodium : surtout utilisée en chimie, cette appellation a l'avantage d'expliciter le fait que le bicarbonate ($NaHCO_3$) est en quelque sorte du carbonate (Na_2CO_3) qui a été « hydrogéné ».

- Carbonate acide de sodium : c'est le terme le plus employé en alimentation (on le trouve souvent dans la composition des biscuits par exemple). Le code officiel du bicarbonate de sodium comme additif alimentaire est E500(ii).
- Natrium bicarbonicum : c'est l'appellation employée en médecine, en homéopathie entre autres.
- Sel de Vichy : cette appellation assez rare, est encore parfois employée en Belgique et fait référence au fait que le bicarbonate est le minéral principal de l'eau de Vichy. Il en était d'ailleurs autrefois extrait, principalement pour fabriquer des pastilles digestives, les fameuses « pastilles Vichy ».
- « Petite vache » : cette appellation canadienne fait référence à la vache qui apparaissait autrefois sur les boîtes de bicarbonate Cow Brand de la société américaine Church & Dwight. Cette marque a été abandonnée en 1960.

Une histoire plus que millénaire

Le bicarbonate a en effet une histoire plusieurs fois millénaire et a accompagné les plus grands peuples dans leur développement.

Les Égyptiens par exemple. L'exploitation du natron, mélange de carbonate de sodium et de bicarbonate de sodium naturel hydraté provenant de lacs sodés, permet la confection des premières préparations « cosmétiques » ou même « dermatologiques » puisqu'elles avaient des visées thérapeutiques. Mélange de natron, de poudre d'albâtre, de sel et de miel, elles avaient la réputation de « rendre la peau parfaite ». Moins réjouissant peut-être, les Égyptiens utilisaient aussi le natron pour la préparation des momies, ce qui témoigne de sa grande efficacité en tant que sel conservateur[1].

Les Romains avaient également découvert de nombreux usages du bicarbonate, peut-être d'ailleurs par l'intermédiaire des Égyptiens (Cléopâtre en aurait-elle parlé à Jules César comme d'un de ses secrets de beauté ?). Ils l'utilisaient pour l'entretien du linge et pour les soins corporels, en particulier à travers des onguents.

Les Chinois, eux, l'utilisent aussi depuis longtemps, en cuisine en particulier. Traditionnellement, le bicarbonate géologique était exploité par de petites entreprises villageoises.

Plus récemment, le bicarbonate a accompagné les pionniers américains dans leur épopée vers le Grand Ouest au

1. « Une molécule pharaonique : le bicarbonate de soude », par le Dr Michel Samsoën, *Nouv. Dermatologiques,* déc. 2009, 28, 532-533.

XIXe et au XXe siècle, leur permettant à la fois de traiter de nombreux petits bobos (en usage bucco-dentaire en particulier) et de maintenir un niveau d'hygiène acceptable à la fois sur eux (hygiène corporelle et entretien du linge) et chez eux (qu'il s'agisse de roulottes ou de logements fixes)[1].

Le bicarbonate à travers le monde

Bicarbonate, *baking soda*, *bicarbonato*... La France est un peu en retard pour le bicarbonate par rapport aux deux grands « pôles » que sont l'Amérique du Nord et l'Italie pour le bicarbonate.

Aux États-Unis et au Canada, le *baking soda* (littéralement le « soda à cuire », parfois appelé « poudre à pâte » au Canada francophone) est extrêmement populaire à travers la marque Arm & Hammer (littéralement « Bras et Marteau »), son logo un peu désuet et ses boîtes en carton orange bien reconnaissables. Le procédé de fabrication du bicarbonate américain, à partir de trona[2], n'est pas le même qu'en

1. « Bicarbonate : quand les pionniers du XIXe et du XXIe siècle se rejoignent », www.agoravox.fr, du 30 août 2010, Nicolas Palangié.
2. Trona : minerai qui combine le carbonate de sodium et le bicarbonate de sodium hydratés.

Europe. Les Américains consomment plusieurs dizaines de milliers de tonnes de bicarbonate à la maison tous les ans...

En Europe, seule l'Italie a développé l'usage du bicarbonate domestique dans de larges proportions, essentiellement à travers la marque « Solvay, bicarbonato purissimo » (littéralement « bicarbonate très pur »), qui est distribuée dans tous les magasins, de l'épicier de quartier aux plus gros hypermarchés. Pour la petite histoire, le bicarbonate était en train de péricliter en Italie dans les années 1980, lorsque l'incident de Tchernobyl en 1986 a conduit le ministère de la Santé italien à mettre en garde les consommateurs contre les particules radioactives qui se sont alors déposées sur les fruits et les légumes. Ils ont alors communiqué dans les médias et ont conseillé de renforcer le lavage des fruits et légumes en ajoutant du bicarbonate à l'eau... mesure de précaution intelligente et efficace qui a réintroduit le bicarbonate dans la majorité des foyers italiens, où il occupe toujours une place de choix pour le plus grand bénéfice de la santé de nos voisins transalpins.

La France, la Suisse, et dans une moindre mesure la Belgique, sont malheureusement encore en retard pour l'utilisation du bicarbonate, mais de nombreuses publications francophones récentes (comme en témoigne le livre que vous avez sous les yeux) contribuent à faire découvrir ce produit étonnant.

Internet contribue aussi à établir sa popularité à travers des blogs qui expliquent son utilisation, et des sites e-commerce qui le proposent à des prix souvent très raisonnables.

Écolo ou pas écolo ?

Pourquoi le bicarbonate n'est-il pas un produit de grand-mère, mais bien un produit d'avenir pour nos petits-enfants ?

Produit de grand-mère... voilà une qualification qui, quoique peut-être sympathique, donne une image passéiste et démodée au bicarbonate. C'est d'autant plus dommage que le bicarbonate, bien qu'étant une molécule simple, est un moyen incroyablement efficace de contribuer à préserver l'avenir – le nôtre et celui de nos enfants et petits-enfants (directement en tant qu'individus) – et plus globalement l'avenir de toutes les formes de vie sur notre planète.

Voici un petit tour d'horizon du bicarbonate, de sa fabrication à sa réintégration dans le milieu naturel...

Sa fabrication

Le bicarbonate a réellement pris son envol au XIXe siècle, d'un côté et de l'autre de l'Atlantique, avec deux procédés de fabrication différents, qui se sont perfectionnés depuis, mais qui restent les plus répandus pour la production des trois à quatre millions de tonnes de bicarbonate consommées tous les ans dans le monde.

Aux États-Unis, l'histoire du bicarbonate est indissociable de la société Church & Dwight, deuxième producteur mondial de ce produit. Le Dr Austin Church (avec son beau-frère John Dwignt) a créé en 1846 à côté de New York la première société, sur la base d'un procédé de fabrication qu'il avait mis au point. Le produit était à l'époque souvent appelé « Saleratus » et importé à grands frais d'Europe. En 1867, les deux fils du Dr Church se sont joints à la société en apportant le fameux logo et le nom Arm and Hammer®, représentant le bras de Vulcain, dieu du Feu. Depuis, la société n'a cessé de se développer, abandonnant en 1960 leur autre célèbre marque The Cow Brand®, qui explique d'ailleurs que le *baking soda* américain soit encore parfois appelé la « petite vache » au Canada.

Church & Dwight vend aujourd'hui encore le bicarbonate alimentaire dans des boîtes en carton orange, mais a aussi développé une multitude de produits complexes et proches de ceux des autres grandes multinationales de la détergence...

Le procédé de fabrication américain repose sur l'extraction du trona. Après extraction minière, le trona est calciné, dissous puis recristallisé. Ces étapes de purification permettent d'obtenir un carbonate de sodium pur qui sera à son tour combiné à du CO_2 pour obtenir du bicarbonate. Les plus gros dépôts de trona des États-Unis se trouvent à proximité de Green River, dans le Wyoming.

Il existe également aux États-Unis un procédé de fabrication un peu différent, à partir de Nahcoolite, minerai de bicarbonate naturel qui peut être directement purifié sans passer par le stade « carbonate ». C'est sans conteste le procédé le plus écologique puisqu'il n'implique aucune étape de synthèse. Malheureusement, la nahcoolite est beaucoup plus rare et la production du seul fabricant de bicarbonate qui utilise cette matière première (la société Natural Soda, basée dans le Colorado) reste limitée et son produit n'est pas disponible en Europe.

En Europe, et même dans le reste du monde hors États-Unis, le procédé principal utilisé pour la fabrication du bicarbonate a été mis au point à la fin du XIXe siècle par Ernest Solvay. Il passe par la fabrication de bicarbonate dit « brut » (car pas encore assez pur pour être commercialisé) à partir de deux minéraux géologiques naturels puisés dans le sous-sol : le calcaire (souvent aussi appelé craie, ou carbonate de calcium, de formule $CaCO_3$), et le sel gemme (qui est aussi le plus souvent notre sel de table, appelé aussi chlorure de sodium, de formule NaCl). Hors Europe, certains producteurs utilisent du sel de mer à la place du sel gemme. Le bicarbonate brut est ensuite converti en carbonate de sodium, dont une grande partie est vendue pour la fabrication du verre, et une autre partie sert à la fabrication du bicarbonate par combinaison avec du CO_2 (cette dernière partie est donc commune entre le procédé américain et le procédé européen).

La fabrication du bicarbonate nécessite donc l'utilisation de ressources naturelles et la mise en œuvre d'un procédé de fabrication de grande ampleur. Le bicarbonate n'en est pas moins un produit que l'on peut qualifier d'écologique et de socialement acceptable pour plusieurs raisons :

- à la différence du pétrole, le bicarbonate a un bilan CO_2 neutre, puisque le CO_2 qu'il libère lors de son utilisation ou de son rejet dans le milieu naturel a été fixé lors de sa fabrication ;
- sa fabrication se fait avec du carbonate de sodium qui a été fabriqué sur place avec des matières premières naturelles (calcaire et sel puisés à proximité). Par exemple, il existe en France deux sites de fabrication du bicarbonate à côté de Nancy, qui suffisent à satisfaire la consommation française. Ainsi, l'énergie « grise » (somme de toutes les énergies nécessaires à la production, à la fabrication, à l'utilisation et enfin au recyclage d'un produit) qu'implique le bicarbonate, et en particulier celle qui est liée aux transports, est très réduite. Pas de matières qui transitent

d'un coin du monde à l'autre à grands renforts d'hydrocarbures pour le bicarbonate...

- sa fabrication se fait localement, ce qui implique des salariés locaux et donc une préservation des emplois et des ressources économiques locales.

Absence de toxicité et biodégradabilité

C'est surtout sur le plan de son innocuité (son absence de danger pour la santé) et de sa biodégradabilité que le bicarbonate présente le plus d'intérêt.

Le bicarbonate de sodium et l'ion bicarbonate $HCO3^-$ (ou ion « hydrogénocarbonate » pour les puristes) peuvent être qualifiés d'universels. Ils sont présents partout et nécessaires à tous les grands mécanismes qui équilibrent notre organisme et même... la planète dans sa globalité !

Sur le plan métabolique, le bicarbonate est produit par le pancréas et libéré dans le duodénum pour neutraliser l'excès d'acide qui rendrait l'action de certaines enzymes digestives impossible. Le bicarbonate est aussi présent dans le sang, qu'il maintient à un pH (potentiel Hydrogène) compris entre 7,38 et 7,42. Une très faible variation du pH sanguin peut avoir des conséquences désastreuses. Il est d'ailleurs établi que notre alimentation moderne, trop riche en protéines d'origine animale (et en particulier les viandes rouges), nous prédispose à une légère acidose chronique qui peut fragiliser nos os (phénomène d'ostéoporose). Le bicarbonate est également naturellement présent dans la salive (qui participe au premier stade de la digestion) et dans les sécrétions oculaires (dont les larmes). Le bicarbonate est donc naturellement présent dans le corps. Il n'est pas considéré comme une substance étrangère et n'entraîne donc pas de réaction allergique. Il n'est pas toxique pour l'organisme.

Sur le plan de l'équilibre planétaire, le bicarbonate se forme lorsque le CO_2 de l'atmosphère réagit avec l'eau salée. Ce bicarbonate est consommé par la faune océanique, et en particulier les coraux, les coquillages et les crustacés, pour fabriquer leurs structures, leurs carapaces et leurs coquilles. Le bicarbonate permet d'autre part la constitution du calcaire ($CaCO_3$) qui repartira sous la croûte terrestre vers le magma *via* les failles océaniques. Quand on sait que les océans comptabilisent environ le tiers du CO_2 absorbé naturellement... Libéré dans le milieu naturel, le bicarbonate de sodium passe en solution et se retrouve sous forme ionique Na^+ et HCO_3^-, ions qui sont abondants dans la nature. En termes de biodégradabilité, le bicarbonate est donc un produit minéral et inoffensif pour le milieu naturel.

À la maison, le bicarbonate, molécule très simple et qui est utilisée telle quelle, sans mélange ni transformation, remplace de nombreux produits chimiques complexes. L'inventaire serait trop long à établir, mais on peut déjà citer pour exemple :

- dans les soins du corps, comme déodorant par exemple, le bicarbonate permet d'éviter le recours aux sels d'aluminium, aux parabens, aux phtalates, aux esters de glycol, au triclosan...
- dans l'entretien et l'hygiène de la maison, le bicarbonate remplace les produits de nettoyage qui contiennent presque toujours des conservateurs qui s'évaporent dans l'air intérieur et contribuent aux fameux COV (composés organiques volatils) dont l'incidence néfaste sur la santé est maintenant établie.

Le bicarbonate ne possède aucune des caractéristiques des produits dits POP[1], responsables des dégâts les plus lourds occasionnés à notre planète. Il n'est ni toxique ni écotoxique, il est purement minéral, il ne s'accumule ni dans le métabolisme des êtres vivants, ni dans leur environnement[2].

1. POP : polluants organiques persistants.
2. Libéré dans le milieu naturel, il va soit passer en solution (milieu aqueux) sans aucun danger, soit se décomposer en carbonate de sodium, CO_2 et eau, mais il faut une température supérieure à 60 °C. Si on n'atteint pas cette température, il y a décomposition lente en surface du produit, et cela forme une croûte de bicarbonate ou de carbonate hydraté.

En conclusion... le bicarbonate est certes un produit qui nécessite la consommation de matières premières naturelles et d'énergie, ainsi que la mobilisation de procédés de grande ampleur, mais son absence de toxicité, sa biodégradabilité et sa simplicité lui permettent de remplacer de nombreux produits chimiques formulés complexes, chers et nuisibles à la santé et à l'environnement.

Les propriétés du bicarbonate

Nous vous proposons maintenant un (tout petit) peu de chimie et de technique (facultatif !).

Pour mieux comprendre d'où le bicarbonate tire sa surprenante efficacité, il peut être utile de comprendre ses principales propriétés.

Non toxique

On a vu que la molécule de bicarbonate de sodium et l'ion bicarbonate qu'elle véhicule sont présents partout en nous et autour de nous. Le bicarbonate, utilisé depuis plus de cent cinquante ans dans le cadre domestique, a fait l'objet de multiples études. Il n'a fait l'objet d'aucune classification comme produit dangereux par les organismes de certification et de contrôle, qu'ils soient français ou internationaux. Sa toxicité et son écotoxicité (impact sur l'environnement) sont inférieurs à celui de... notre sel de table ! Pour les experts, on peut citer sa DL50 sur le rat (dose minimale ingérée en milligrammes par kilo de masse corporelle pour obtenir une mortalité de 50 % du panel testé) qui varie, selon les tests et les calculs, entre 4 mg/kg et 7,3 mg/kg (celle du sel de table est de l'ordre de 3 mg/kg). Ce qui signifie que, si on extrapole ces chiffres à l'espèce humaine (ce qui n'est scientifiquement pas rigoureusement exact, mais donne un ordre d'idée), pour s'intoxiquer dangereusement et risquer la mort à une probabilité de 50 %, un homme de 70 kg devra ingérer... entre 280 et 500 g de bicarbonate ! Essayez déjà d'en ingérer 5 ou 10 g sous forme de poudre, et vous comprendrez que cette situation ne risque pas de se produire. Mais attention, cela ne signifie pas que l'on puisse consommer du bicarbonate à tort et à travers. Le bicarbonate a une influence sur notre organisme, et il contient du sodium. Son usage doit donc être envisagé avec prudence pour toutes les personnes astreintes à un régime pauvre en sel (patients hypertendus par exemple). On peut dire d'une façon générale qu'il est formellement déconseillé d'ingérer plus de 20 g de bicarbonate par jour pour un individu adulte en bonne santé. Rappelons également que le bicarbonate n'est pas un médicament, qu'il ne doit en aucun cas faire l'objet d'une automédication sous quelque forme que ce soit, et que son utilisation occasionnelle ne dispense en aucun cas de la consultation d'un professionnel de santé.

Régulateur de pH

On dit aussi « amphotère » ou « tampon ». L'ion bicarbonate présente la propriété chimique d'être à la fois acide et basique. Une des grandes forces du bicarbonate réside donc dans son aptitude à neutraliser l'excès d'acidité ou d'alcalinité pour ramener le milieu à un pH proche de la neutralité. De nombreux mécanismes d'équilibre naturels sont impossibles à des pH trop bas (acides) ou trop élevés (alcalins). Le bicarbonate, dont les solutions se stabilisent dans des valeurs de pH comprises entre 8,1 et 8,6 permet souvent à ces mécanismes de se « remettre en route ».

Soluble dans l'eau

Il est possible de dissoudre environ 90 g de bicarbonate dans une eau pure à 20 °C. Sur le plan pratique, on peut rarement monter à ces niveaux de concentration dans nos eaux de conduite, car elles sont souvent calcaires (en schématisant, on peut dire que le calcaire de l'eau « occupe déjà une partie de la place »). On atteindra donc des valeurs plus proches de 50 g/l d'eau, mais c'est largement suffisant pour tester efficacement toutes les utilisations du bicarbonate à la maison.

Abrasif doux

Sous forme solide, les grains de bicarbonate peuvent être frottés sur diverses surfaces sans les rayer : sur les dents (voir p. 77), sur le verre (et en particulier sur les plaques vitrocéramiques, les pare-brise), sur les métaux (les chromes des voitures), les peintures (les carrosseries par exemple). La dureté du bicarbonate (qui est de l'ordre de 2,5 Mohs) est proche de celle de notre ongle. Un bon test : si votre ongle ne raye pas la surface, le bicarbonate ne la rayera pas non plus. Malgré tout, il est toujours recommandé de faire un test préalable sur un endroit non visible... simple principe de précaution !

Neutralisateur d'odeurs

Les odeurs fortes se caractérisent par des milieux généralement déséquilibrés, souvent acides et parfois basiques, que le bicarbonate (en solution ou en poudre) est en mesure de rectifier. C'est en cela qu'on qualifie souvent le bicarbonate de neutralisateur d'odeurs. Les bactéries interviennent également dans la génération des odeurs (c'est le cas des odeurs corporelles par exemple), et on va voir également que le bicarbonate est bactériostatique (p. 95). Il bloque donc le développement des bactéries qui participent à la formation des odeurs. Enfin, et c'est là une caractéristique d'ordre plus physique que chimique, les grains de bicarbonate présentent une structure très découpée, et donc une surface spécifique relativement importante qui permet un échange efficace avec l'air ambiant, ce qui favorise son action d'« adsorbant » d'odeurs.

Agent levant

Ce n'est pas pour rien que les anglophones appellent le bicarbonate *baking soda* (*to bake* signifie « cuire »), et il est utilisé pour faire gonfler et alléger les biscuits et pâtisseries du monde entier (il libère du $CO_{2)}$. Il faut d'ailleurs faire la distinction entre le bicarbonate lorsqu'il est utilisé seul (*baking soda*) et lorsqu'il entre dans la composition de la levure de type « levure chimique » (ou *baking powder*, poudre à cuire). Le bicarbonate n'a rien à voir avec la levure de boulanger, qui est constituée de champignons microscopiques unicellulaires de type *saccharomyces*, à part qu'ils produisent tous les deux des microbulles de CO_2 qui vont être « piégées » par le gluten de la farine. Lorsque la pâte refroidit, sa structure se rigidifie et le gaz qui l'a rendue poreuse s'évacue naturellement. Mais voyons un peu plus en détail comment tout cela fonctionne.

- Le bicarbonate seul dégage du CO_2 :
  - en réagissant avec un acide présent dans un des autres ingrédients de la recette (acide lactique du lait, acide citrique des agrumes, acide malique des fruits...) ;
  - en se décomposant à la chaleur sous forme d'eau, de CO_2 et de carbonate. La partie du bicarbonate qui n'aura pas réagi avec le ou les acides présents dans les autres ingrédients complétera sa réaction sous l'influence de la chaleur du four. Dans certains cas, on surdose le bicarbonate volontairement pour qu'il reste en quelque sorte présent à la fin sous forme de carbonate. C'est le cas, par exemple, des fameux *digestive biscuits* anglo-saxons, qui ont d'ailleurs un léger goût salé amer dû au fort dosage en bicarbonate, et dont les vertus digestives s'expliquent en partie par son dosage important.

- En revanche, une levure dite « chimique » (vous savez, les petits sachets roses) associe généralement trois composés :
  - du bicarbonate alimentaire ;
  - une source d'acide alimentaire (qui est généralement de la crème de tarte – du bitartrate de potassium – ou un biphosphate ou pyrophosphate) ;

- une source de gluten (attention pour les personnes allergiques !), qui sert à piéger l'humidité et à éviter que le bicarbonate et l'acide ne réagissent dans le sachet. Le bicarbonate et l'acide qui lui est associé sont dosés de telle sorte que la réaction soit complète, c'est-à-dire que la totalité du bicarbonate et de l'acide soit consommée. Ainsi, il ne restera plus de bicarbonate à la cuisson qui pourra se transformer en carbonate sous l'action de la chaleur. Le carbonate peut avoir tendance à donner un goût légèrement salé amer qui n'est pas forcément apprécié par tout le monde.

Bactériostatique et fongistatique

Le bicarbonate n'est pas un désinfectant à proprement parler, car il n'est pas bactéricide ou fongicide. Pour prétendre à cette appellation, il y a des normes strictes à respecter (par exemple, tuer 99,9 % de tel type de bactérie pathogène en *x* minutes à telle concentration) et le bicarbonate ne peut prétendre qu'aux termes un peu imprécis de « bactériostatique » et « fongistatique », qui signifient « bloque le développement des bactéries et des champignons microscopiques ».

Il est bactériostatique et fongistatique comme peut l'être le sel (NaCl ou chlorure de sodium, notre sel de table) qui est aussi un conservateur. Et là encore, les résultats peuvent évidemment être très variables en fonction du type de bactéries et de la concentration en bicarbonate. D'une façon générale, on note des résultats significatifs en termes de blocage du développement des micro-organismes dès 0,5 % à 1 % en masse (soit, dans de l'eau par exemple, 5 à 10 g/l de bicarbonate). Mais il faudra atteindre des concentrations de bicarbonate dans l'eau proche de la saturation (c'est-à-dire du seuil au-delà duquel on ne pourra plus dissoudre davantage de bicarbonate), correspondant à des doses de l'ordre de 50 à 90 g/l soit 5 à 9 % (en fonction de la dureté et de la température de l'eau) pour obtenir un blocage du développement de la quasi-totalité des bactéries.

Utiliser du bicarbonate pour nettoyer une surface contribuera à l'assainir, à la fois en déposant un « film » de bicarbonate, et surtout en la débarrassant des impuretés sur lesquelles prolifèrent les micro-organismes.

Pour les chimistes

Formule : $NaHCO_3$

Formule développée

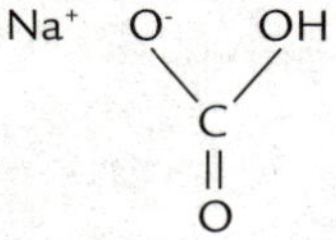

Masse molaire : 84 g.mol^{-1}

C : 14,3 %, H : 1,2 %, Na : 27,37 %, O : 57,14 % en masse

Solubilité : 87 à 96 g·l^{-1} (eau, 20 °C) réaction endothermique – peu soluble dans l'alcool

Décomposition thermique : à partir de 50-60 °C

Densité du cristal : 2,2

Masse volumique apparente des poudres : de 0,5 à 1,2 kg/dm^3

Sources : Wikipédia et documentation Solvay

Les applications industrielles

La proportion de bicarbonate consommée à la maison est en fait très minoritaire par rapport à celle qui est utilisée pour des usages industriels. On peut l'évaluer à peine à quelques pour cents... mais l'utilisation du bicarbonate augmente régulièrement (de 10 à 20 % par an), aussi bien dans le cadre familial que dans des applications plus industrielles.

Le bicarbonate est fabriqué en relativement grandes quantités, puisqu'on évalue sa production annuelle mondiale à environ trois à quatre millions de tonnes ! Et cela ne cesse de croître, car la demande ne cesse d'augmenter pour de nombreuses raisons, bonnes et moins bonnes :

- les bonnes raisons sont écologiques, le bicarbonate tend à remplacer d'autres produits, progressivement retirés du marché volontairement ou non par les industriels. Par exemple, en Europe, la Directive REACH[1] impose une nouvelle évaluation de la toxicité de tous les produits chimiques fabriqués ou importés à raison de plus d'une tonne par an, et suspectés d'avoir un impact sur la santé. Aux États-Unis, depuis plusieurs années, le bicarbonate est classé comme bio-pesticide, et des produits à base de bicarbonate (bicarbonate de sodium et de potassium) tendent à remplacer des molécules pesticides « classiques » (antifongiques en particulier) ;
- les moins bonnes raisons : comme on l'a vu, le bicarbonate est un formidable auxiliaire pour compenser des situations de déséquilibre (de pH en particulier), et il faut bien reconnaître que l'activité humaine entraîne des dommages de plus en plus lourds à notre

1. REACH : Registration, Evaluation, Autorization of CHemical substances.

planète. Le bicarbonate intervient également dans de nombreux procédés de dépollution... et, même s'il fait preuve d'une grande efficacité, on préférerait que la pollution elle-même soit évitée à la source !

Plus concrètement, voici les grandes applications industrielles du bicarbonate, qui représentent, pour certaines, plusieurs centaines de milliers de tonnes consommées par an.

- L'alimentation animale : c'est la première utilisation en Europe en termes de quantités. L'alimentation des animaux d'élevage, pour des raisons évidentes de productivité, est trop riche et trop abondante, alors que les animaux n'ont pas la possibilité de se dépenser. Le bicarbonate soulage les déséquilibres causés par cette situation, et rend leur condition un peu plus supportable. Ainsi, les vaches laitières consomment en moyenne 200 g de bicarbonate par jour pour compenser l'acidose qui, autrement, fragiliserait irrémédiablement les os de leur squelette. Les poules pondeuses en consomment également, ce qui permet de renforcer la coquille de leurs œufs et de mieux supporter la chaleur dans les élevages. On ajoute aussi du bicarbonate à la ration des cochons d'élevage pour améliorer la qualité de leur viande (moins de graisse, plus de muscle).

- L'alimentation humaine : c'est un additif alimentaire fréquent, reconnaissable à son appellation de « carbonate acide de sodium » et son code E500(ii), dans les biscuits et les pâtisseries fabriqués à grande échelle.

- Le traitement des fumées : c'est le principe d'un fameux procédé mis au point par le Centre de recherches de la société Solvay (il y a une vingtaine d'années), qui consiste à piéger les polluants dans les cheminées des incinérateurs (le plus souvent les incinérateurs d'ordures ménagères) avant qu'ils ne s'échappent dans l'atmosphère. Ainsi, le bicarbonate broyé, puis pulvérisé à sec dans les fumées très chaudes, se transforme presque instantanément en carbonate tout en augmentant sa porosité, ce qui lui permet de retenir les acides (l'acide chlorhydrique en particulier) dégagés par la combustion des plastiques. Il y a alors création de sels de sodium qui sont récupérés, épurés et recyclés dans d'autres procédés industriels.

- Le traitement de l'eau : le bicarbonate intervient également dans le traitement de l'eau, notamment comme régulateur de pH et pour la reminéralisation.

- Les extincteurs : comme on l'a vu, le bicarbonate produit du CO_2 et de l'eau lorsqu'il est soumis à une température supérieure à 60 °C. Il est efficace pour les feux de classe B (liquides/solides liquéfiables : pétrole, essence, huiles, alcool, peinture, plastiques) et de classe C (feux d'origine électrique et feux de gaz : méthane, propane, gaz de ville, benzène...).

- Le dégagement de CO_2 du bicarbonate peut aussi être utilisé pour « gonfler » (on parle alors d'expansion) les plastiques destinés aux huisseries (portes et fenêtres), les mousses d'isolation polyuréthanes, et bien d'autres matériaux du bâtiment.

- La détergence : on retrouve souvent du bicarbonate dans la formulation des lessives pour la machine à laver ou le lave-vaisselle. C'est d'ailleurs parfois présenté comme un argument écologique, ce qui n'est pas faux, mais il convient alors de consulter la liste des autres ingrédients pour se faire une idée juste... C'est d'ailleurs parfois dommageable à l'image du bicarbonate dans certains cas. Il y a eu dernièrement une campagne de publicité intensive pour un gel w.-c. « blancheur bicarbonate »... qui fait apparaître le bicarbonate comme un produit détergent agressif, ce qu'il n'est pas. Il est alors associé à une application peu appétissante qui l'éloigne de ses autres applications encore beaucoup plus utiles dans la santé, les soins corporels, l'alimentation et la cuisine. D'une façon générale, il faut rester vigilant face aux tentatives de récupération du bicarbonate à des fins purement commerciales.

- La cosmétique : le bicarbonate est aussi utilisé en cosmétologie, bien que son utilisation reste encore marginale.

Il est reconnu par la législation européenne[1] comme utilisable en qualité d'agent abrasif, pour l'hygiène buccale, comme agent tampon et comme agent déodorant. Les dentifrices relèvent aussi du domaine cosmétique, et le bicarbonate est bien connu pour son action blanchissante. Il agit à la fois grâce à l'abrasion douce de ses grains et par un processus qui permet de dissoudre le tartre. Son action bactériostatique complète son efficacité, et explique qu'il contribue à rafraîchir l'haleine.

- La pharmacie : dès l'origine, la santé a été un des domaines d'utilisation privilégiée du bicarbonate. Il a été depuis un peu occulté par des médicaments beaucoup plus complexes, dont l'utilité est d'ailleurs parfois contestable, mais il est encore aujourd'hui bien présent sous trois angles :

  - comme « excipient », ce qui signifie « substance qui sert à incorporer ou à dissoudre certains médicaments pour en masquer la saveur désagréable et en faciliter l'absorption ». C'est le cas, par exemple, pour la génération des bulles dans les comprimés effervescents ;
  - comme « dispositif médical » dans la dialyse rénale (processus d'élimination des produits toxiques accu-

1. Décision de la Commission n° 2006/257/CE du 9 février 2006 modifiant la décision 96/335/CE.

mulés dans le sang des personnes touchées par un dysfonctionnement des reins) ;

- et comme « principe actif », ce qui signifie « molécule entrant dans la composition d'un médicament et lui conférant ses propriétés thérapeutiques ». C'est le cas par exemple pour son action tampon sur l'acidité excessive de l'estomac.

Les usages du futur

Certains usages du bicarbonate sont encore marginaux, mais sont susceptibles de se développer dans des proportions très importantes d'ici quelques années.

Les bio-pesticides

Le bicarbonate possède des propriétés bactériostatiques et fongistatiques (bloquant le développement des bactéries et des champignons microscopiques comme les moisissures, mycoses et levures), et il est également insectifuge et acarifuge (c'est-à-dire qu'il repousse les insectes et les acariens).

L'utilisation du bicarbonate est autorisée en agriculture biologique conformément au règlement CEE n° 2092/91 modifié du 24 juin 1991.

Aux États-Unis, le bicarbonate est classé comme biopesticide, et des formulations à base de bicarbonate de sodium ($NaHCO_3$) et de potassium ($KHCO_3$) ont été mises sur le marché pour lutter contre les moisissures des végétaux.

Un autre produit, qui associe le bicarbonate à des silices précipitées amorphes pour lutter contre les poux rouges des oiseaux, a été breveté et mis sur le marché en France et en Europe il y a quelques années. Il se révèle particulièrement efficace pour protéger contre les parasites les poules et toutes les autres volailles d'élevages professionnels ou amateurs, ainsi que les plus petits oiseaux comme les pigeons, les cailles, les serins, les perruches. De nombreux blogs et forums mentionnent des résultats très concluants. Des tests se poursuivent sur de nouvelles formulations à base de bicarbonate pour lutter contre d'autres parasites.

Un produit d'une composition proche (bicarbonate et gel de silice) a été mis sur le marché en Italie qui donne des résultats surprenants sur les poux de la tête.

Le gros avantage de ces produits réside dans leur absence de toxicité pour les mammifères (y compris le genre humain !), leur faible impact écologique et l'absence de phénomène de résistance des parasites. Ils restent donc efficaces sur le long terme, à la différence des molécules pesticides classiques qui imposent d'augmenter les doses continuellement avec des résultats de plus en plus aléatoires.

La culture de la spiruline (spirulina platensis)

La spiruline est une algue de la famille des cyanobactéries possédant un potentiel nutritif et thérapeutique exceptionnel (60 à 70 % de protéines totalement assimilables, forte teneur en vitamines du groupe B, fer et autres oligo-éléments...). Cette culture se fait préférentiellement dans une eau très fortement chargée en bicarbonate (de l'ordre de 20 g/l). Pour produire 1 kg de spiruline, il faut apporter au milieu environ 2 kg de bicarbonate. La spiruline est fréquemment cultivée par les associations humanitaires dans les pays dont la population souffre de malnutrition, mais elle est également assez facilement disponible dans les magasins bio, en parapharmacie et sur certains sites internet.

Par rapport aux protéines animales (et particulièrement celles de la viande bovine), la spiruline demande beaucoup moins de ressources et pourrait bien être une des solutions de l'avenir pour nourrir la population humaine en fort développement[1].

1. *Spiruline, l'algue bleue de santé et de prévention*, docteur Jean-Louis Vidalo, Éditions Dauphin, 2008.

La culture des algues oléifères

Ce sont les algues qui produisent des huiles. Des études approfondies ont permis de sélectionner des souches particulièrement riches en lipides pouvant être transformés en biocarburants. Un groupe de chercheurs de la Montana State University a annoncé, fin 2010, que l'ajout de bicarbonate aux eaux de culture à un moment précis de leur développement permettrait de « booster » à la fois la croissance des algues (jusqu'à deux fois plus rapide) et leur teneur en lipides (multipliée par 2 à 3 fois). C'est bien ce qui pourrait rendre à terme ce nouveau modèle économiquement viable...

Le piégeage du CO_2

Il ne s'agit plus ici de consommation de bicarbonate, mais bien de production de bicarbonate. De nombreuses expérimentations ont été menées, avec des procédés techniques différents, pour piéger le CO_2 d'origine industrielle ou agricole. Ainsi, une cave coopérative vinicole de Marcillac annonçait, en octobre 2010, la fabrication de plusieurs tonnes de bicarbonate par le traitement du CO_2 issu de leurs cuves de fermentation avec de la soude... Bien que les Américains et les Canadiens aient été les premiers à investir des sommes considérables sur ces recherches, les Français cherchent visiblement à rattraper leur retard !

Une fois encore, notre « remède de grand-mère » prouve qu'il motive les chercheurs du monde entier, confirmant par là qu'il est plutôt un formidable « allié des petits-enfants » pour contribuer à leur assurer un avenir plus écologique ! Le bicarbonate est donc bel et bien un produit voué à un brillant avenir.

CHAPITRE 2

Le bicarbonate pratique

Vous y êtes ! On entre maintenant de plain-pied dans le concret du bicarbonate au quotidien. Avant de passer aux astuces et aux modes d'emploi pour l'utiliser à la maison, voici quelques précisions pratiques qui vous permettront de mieux les comprendre et les maîtriser... ce qui vous conduira sans doute par la suite à découvrir vous-même de nouvelles façons d'utiliser le bicarbonate. Les témoignages des utilisateurs du bicarbonate le prouvent : on n'a jamais fini de lui trouver de nouveaux avantages ! Alors... Avec quoi combiner le bicarbonate ? Comment le choisir, où l'acheter et à quel prix ? Sous quelles formes l'utiliser (poudre, pâte, solution, pulvérisation...) ? Tout y est.

Les amis du bicarbonate

Ou comment et avec quoi mélanger le bicarbonate...

Les utilisations possibles du bicarbonate à la maison sont innombrables (voir chapitre 3)... mais lorsqu'on le combine à d'autres produits qui partagent avec lui des valeurs de simplicité, de sécurité toxicologique et d'économie, les champs d'application deviennent quasi infinis. Citons-en quelques-uns, mais précisons que la liste n'a pas la prétention d'être exhaustive ! Ces produits seront d'ailleurs précisés tout au long du chapitre 3 lorsqu'ils seront susceptibles d'améliorer encore l'efficacité du bicarbonate.

Le vinaigre (et l'acétate)

C'est probablement le meilleur allié du bicarbonate... il a d'ailleurs suscité la rédaction de nombreux ouvrages[1].

On constate effectivement que dans de nombreuses utilisations (dans l'entretien de la maison en particulier), combiner le bicarbonate et le vinaigre permet d'obtenir une plus grande efficacité.

L'efficacité du mélange du bicarbonate avec le vinaigre tient à deux phénomènes principaux :

- la création de l'effervescence : la réaction de l'acide acétique du vinaigre avec le bicarbonate dégage du CO_2. Cette effervescence ajoute une dimension physique à l'effet chimique ;

1. Samuel Chapin, *Vinaigre*, Eyrolles, 2011.

- la synthèse d'acétate de sodium. C'est très rarement mentionné dans la bibliographie, mais la réaction du bicarbonate avec le vinaigre crée de l'acétate de sodium... qui a lui aussi un intérêt en tant que tel. En effet, outre le fait qu'il est non dangereux[1], il a un effet « tampon » (il rapproche le pH de la neutralité).

Sur le plan chimique, la réaction entre le bicarbonate et l'acide acétique du vinaigre peut être décrite de façon simplifiée (abstraction faite des ions en solution) selon l'équation suivante :

$$NaHCO_3\,(s) + CH_3\,COOH\,(aq) \rightarrow CO_2\,(g) + H_2O\,(l) + CH_3\,COONa\,(aq)$$

Bicarbonate de sodium (solide) + acide acétique (aqueux)
→ Dioxyde de carbone (gazeux) + eau (liquide)
+ acétate de sodium (aqueux)

Sur le plan pratique, on peut obtenir une réaction complète, c'est-à-dire avec disparition totale du bicarbonate, en mélangeant environ 100 ml de vinaigre, soit un verre (pour un vinaigre à 6-8 %) et 10 g de bicarbonate, soit 2 cuillères à café. Si on met davantage de bicarbonate, il en restera

1. Attention, l'acétate de sodium est légèrement irritant pour la peau et les yeux, sa tolérance par l'organisme est inférieure à celle du bicarbonate : consommer une quantité trop importante d'un mélange de bicarbonate et de vinaigre peut rapidement conduire à des nausées, des diarrhées et des vomissements.

sous forme de grains, ce qui favorisera l'action abrasive du mélange pour le nettoyage.

Concernant le dégagement gazeux, avec 10 g de bicarbonate et 100 ml de vinaigre, on ne dégage pas moins de 2,5 litres de CO_2 ! De quoi gonfler un petit ballon, ou propulser une petite fusée par exemple... mais on verra cela plus loin (p. 121) !

Le savon noir et le savon de Marseille

Les ingrédients du savon noir et du savon de Marseille diffèrent. Le savon noir utilise de la potasse alors que le savon de Marseille utilise de la soude caustique, et les deux utilisent une huile. Le meilleur savon noir est fait à partir d'huile d'olive.

Combiner savoir noir (ou savon de Marseille) à du bicarbonate permet d'obtenir des lessives plus efficaces. De nombreux livres et sites Internet proposent des recettes de lessives.

Le citron (et le citrate)

Pour certains usages du bicarbonate, le citron constitue une source naturelle d'acide qui ne présente pas l'inconvénient du vinaigre en termes d'odeurs.

Le bicarbonate et le jus de citron forment du citrate de sodium. Les remarques émises pour le vinaigre (avec l'acétate de sodium) sont valables également pour le citron (avec le citrate de sodium).

Les huiles végétales

C'est assez récemment que l'idée de combiner le bicarbonate avec les huiles est apparue, et il y a certainement de bonnes idées à concrétiser dans cette direction.

Les huiles sont multiples et leurs propriétés diffèrent considérablement en fonction de leur source plus ou moins naturelle. Attention, nous parlons bien ici d'huiles végétales et non pas d'huiles essentielles. Combiner le bicarbonate directement avec les huiles essentielles (en imprégnant le bicarbonate pur d'huiles essentielles par exemple) ne donne pas forcément des résultats satisfaisants car le bicarbonate peut neutraliser ou dénaturer l'odeur de l'huile essentielle et la priver d'une partie de ses propriétés.

Le bicarbonate n'étant pas soluble dans l'huile végétale, il conserve ses propriétés mécaniques d'abrasif doux. Un massage avec une pâte constituée d'une huile végétale (huile d'olive, huile d'argan, huile de sésame...) additionnée de poudre de bicarbonate peut être intéressant pour dégager les pores de la peau sans la déshydrater.

Choisir son bicarbonate

Quelle qualité de bicarbonate choisir ? Où l'acheter ? À quel prix ? Comment et combien de temps le conserver ?

Il est important de bien choisir la qualité de son bicarbonate. Il s'agit toujours de la même molécule de bicarbonate de sodium (ou de soude), mais les garanties apportées par le fabricant ne sont pas les mêmes d'une qualité à l'autre. Pour schématiser, on peut dire que le procédé général de fabrication du bicarbonate est toujours le même, mais que les étapes de purification et les analyses seront plus poussées sur certaines qualités que sur d'autres. Le bicarbonate le plus pur sera affecté à la pharmacie et à l'alimentation, alors que le bicarbonate moins pur sera affecté à des usages dits « techniques ». Chacune de ces qualités correspond à ce que l'on appelle des spécifications, qui sont imposées par des textes réglementaires qui s'appuient eux-mêmes sur des normes très strictes. Mais passons rapidement en revue les différentes qualités que l'on peut trouver sur le marché.

Les différentes qualités de bicarbonate

- Le bicarbonate « technique » : c'est le bicarbonate le moins pur, sur lequel les analyses sont le moins poussées. À la maison, il doit impérativement être réservé à l'entretien et au bricolage et être exclu de tout ce qui touche aux soins corporels et à l'alimentation.

- Le bicarbonate « alimentation animale » : on ne le trouve généralement que dans les coopératives agricoles. On peut dire en gros qu'il est plus pur que le bicarbonate technique, mais impropre à un usage « humain ».
- Le bicarbonate « alimentaire » : il s'agit du bicarbonate idéal pour tout usage « domestique », car il convient aussi bien à l'entretien de la maison qu'à la cuisine et aux soins corporels. Il doit respecter les critères de pureté du Food Chemical Codex (Codex Alimentarius, actuellement 7e édition) et répondre à la Directive européenne 2008/84/CE.
- Le bicarbonate pharmaceutique (ou officinal) : c'est le plus pur des bicarbonates. Des étapes supplémentaires de purification sont utilisées en fabrication, et les analyses réalisées sur le produit avant sa mise en vente sont encore plus poussées. S'il est utilisé comme principe actif et non pas comme « excipient » ou « dispositif médical » (voir p. 42), les exigences sont particulièrement sévères et sont inspectées par les autorités pharmaceutiques. Elles vérifient le respect des Directives européennes relatives aux Bonnes Pratiques de Fabrication (BPF) des principes actifs. Comme ces dispositions ont un coût non négligeable, elles se répercutent sur le

prix du bicarbonate de qualité pharmaceutique, qui est sensiblement plus élevé. C'est le bicarbonate que l'on trouve généralement en pharmacie et en parapharmacie à un prix qui décourage souvent de l'utiliser largement à la maison.

En plus de la qualité, la granulométrie (c'est-à-dire la taille moyenne des grains qui composent la poudre) peut aussi varier. La finesse des grains et la pureté ne sont pas liées. Il peut être utile d'avoir un grain plus fin pour certains usages (pour blanchir les dents ou pour l'application sur la peau par exemple) et plus gros pour d'autres (pour l'entretien, le bricolage...).

Il convient de rester vigilant sur la qualité de son bicarbonate. Certains magasins et sites Internet, volontairement ou non, s'obstinent à vendre du bicarbonate de qualité technique en mentionnant des utilisations relatives à la cuisine, à l'hygiène et aux soins du corps. Ce sont souvent les mêmes qui font des annonces racoleuses sur leurs niveaux de prix. Pour pouvoir profiter de tous les usages du bicarbonate, il faut impérativement se procurer du bicarbonate alimentaire. Il est d'ailleurs souvent disponible à un prix très proche du bicarbonate technique. Par ailleurs, les fabricants français ou européens vous apporteront des garanties très supérieures par rapport à des produits d'importation lointaine. Favoriser un produit de fabrication locale est à la fois une garantie de respect de normes strictes et un comportement écologiquement et socialement responsable.

Où l'acheter ?

Le bicarbonate est de plus en plus disponible en France, mais pas encore aussi facilement qu'en Italie ou aux États-Unis où on le trouve dans le plus grand des hypermarchés comme dans la plus petite épicerie de quartier, mais il est maintenant facile de s'en procurer :

- en distribution traditionnelle, de type super ou hypermarchés, on le trouve, parfois assez difficilement, au rayon du sel ou parfois avec la farine. Il s'agit de bicarbonate de qualité alimentaire. Deux marques se partagent le marché : Cérébos (ESCO, European Salt Company, groupe allemand) et La Baleine (Compagnie des salins du Midi et Salines de l'Est, groupe français). Cérébos conditionne son bicarbonate dans des cylindres en carton de couleur jaune avec un bouchon poudreur, qui ressemble comme deux gouttes d'eau à ses salières. La Baleine propose des boîtes cartonnées de couleur bleue, moins pratiques mais plus écologiques dans la mesure où elles ne recourent pas au plastique. L'un comme l'autre pèsent 400 g nets et sont vendus entre 2 et 3 €, ce qui porte le kilo de bicarbonate alimentaire à 5-7 €/kg ;

- dans les magasins de bricolage et les drogueries traditionnelles, on trouve la plupart du temps du bicarbonate de qualité technique dont le prix peut être sensiblement inférieur (3 ou 4 €/kg), mais dont le manque de pureté ne permet pas un usage en cuisine ou pour les soins corporels ;
- enfin, on remarque que le bicarbonate est de plus en plus disponible sur Internet... mais il convient de rester vigilant sur ce que l'on achète et à quel prix. Certains sites revendiquent « le prix au kilo le plus bas du Net » (généralement entre 3,5 et 4 €/kg), mais ne précisent pas qu'il s'agit de bicarbonate technique, et mentionnent des utilisations en cuisine ou pour les soins du corps... Il est dommage de tomber dans le panneau, car d'autres sites plus professionnels et plus transparents proposent du bicarbonate de qualité alimentaire à un prix aussi compétitif, de provenance française, et qu'on peut utiliser aussi bien pour l'entretien de la maison que pour sa santé... Un conseil donc : prenez le temps de ne pas sauter sur la première publicité sur Google, de bien sélectionner les sites et les blogs spécialisés sur le bicarbonate, et de privilégier un bicarbonate de qualité alimentaire. Vous pourrez vous le procurer pour 3 à 4 € le kilo en moyenne.

Comment le conserver ?

Le bicarbonate n'a besoin d'aucun additif ni conservateur pour rester utilisable presque indéfiniment... Il ne permet le développement d'aucune bactérie, d'aucune moisissure et ne se dégrade pas, aussi longtemps qu'il n'est pas confronté à l'humidité. Dans la cuisine ou la salle de bain, un emballage étanche est nécessaire pour éviter le phénomène du « mottage » (création de petites « mottes » dans la poudre), caractéristique des poudres dites « hygroscopiques », c'est-à-dire qui ont tendance à absorber l'humidité. Lorsque le bicarbonate a « motté », il suffit la plupart du temps de secouer un peu le flacon pour lui faire retrouver sa fluidité, et ses propriétés n'en sont pas altérées. La DLUO[1] du bicarbonate est généralement de trois à cinq ans après son conditionnement, mais on peut le consommer bien après lorsqu'il ne s'est pas chargé d'humidité.

Petit test : un bicarbonate qui réagit spontanément avec une goutte de vinaigre ou de jus de citron en générant une forte effervescence aura gardé toutes ses propriétés.

1. DLUO : date limite d'utilisation optimale.

Le bicarbonate sous toutes ses formes

Vous l'avez compris, le bicarbonate est un produit polyvalent… et c'est ce qui fait une partie de son intérêt. Encore faut-il avoir une idée des multiples façons de l'utiliser. Les conseils ci-dessous vous y aideront.

En poudre

Il convient dans ce cas de le « saupoudrer », c'est-à-dire d'en verser de petites quantités en répartissant le plus uniformément possible. Le bicarbonate sous forme de poudre est utilisé à chaque fois qu'il doit y avoir une action de « contact » :

- pour absorber les odeurs (contact entre les grains de bicarbonate et l'air ambiant) ;
- pour nettoyer les surfaces (il convient souvent de mouiller le support – éponge ou chiffon – pour permettre à la poudre de bicarbonate d'adhérer) ;
- pour lutter contre les allergènes sur les matelas, tapis, moquettes ;
- dans le cas de mélange avec d'autres poudres, pour la préparation des pâtisseries, en mélange avec la farine par exemple…

En solution

Dissoudre le bicarbonate dans l'eau est très facile. Plus l'eau sera chaude et plus elle sera « pure », plus la quantité maximale de bicarbonate dilué sera élevée. En théorie, dans une eau totalement pure à 20 °C, on peut diluer jusqu'à 90 g de bicarbonate par litre (c'est la limite de solubilité théorique du bicarbonate). En pratique, notre eau du robinet étant généralement très calcaire (elle ne peut plus être considérée comme une eau « pure » à proprement parler), et étant généralement distribuée entre 10 et 15 °C, on ne pourra dissoudre que 40 à 50 g/l de bicarbonate (soit environ 3 cuillères à soupe). C'est très largement suffisant pour la quasi-totalité des usages du bicarbonate en solution :

- dans le bain (baignoire, bains de pieds...) ;
- en cuisine (quand on le dilue dans le lait, quand on l'utilise pour nettoyer ou cuire les légumes...) ;
- pour toutes les applications de nettoyage et de trempage (du linge par exemple).

En pâte

On obtient une pâte en mélangeant environ 3 volumes de bicarbonate et 1 volume d'eau. Cela permet de garder présentes la plus grande partie des grains, mais ils restent liés entre eux par l'eau « saturée » dans laquelle une petite partie du bicarbonate se sera dissoute. C'est la forme idéale pour « appliquer le bicarbonate » :

- sur la peau par exemple ;
- sur les surfaces à nettoyer ;
- en fait, dans chaque situation où il faudra faire adhérer le bicarbonate sur une surface.

En pulvérisation (ou vaporisation)

Il suffit de dissoudre le bicarbonate dans le réservoir d'un petit pulvérisateur (attention à bien veiller qu'il n'ait contenu aucune substance dangereuse précédemment). Pour la solubilité du bicarbonate, voir ci-dessus. La pulvérisation peut être très pratique :

- pour certains soins corporels (sur les pieds par exemple) ;
- pour le nettoyage ;
- pour le traitement des végétaux (contre l'oïdium par exemple).

En mélange

Le bicarbonate peut se combiner avec le vinaigre par exemple (il va alors réagir en « moussant »), avec l'huile (d'olive...), avec des argiles, avec du savon liquide... (voir p. 49 et suivantes).

Le bicarbonate à la maison

Cela peut paraître étonnant (et même parfois contradictoire), mais si vous avez consulté les deux premiers chapitres, vous comprenez maintenant comment le bicarbonate peut être à la fois bon pour vos dents et bien d'autres parties de votre corps, sain et efficace pour l'hygiène et la propreté de toute votre maison, surprenant dans vos recettes de cuisine et très utile au jardin et pour vos animaux de compagnie. Il ne reste plus qu'à passer à la pratique. Suivez-nous, c'est par là !

Forme et bien-être

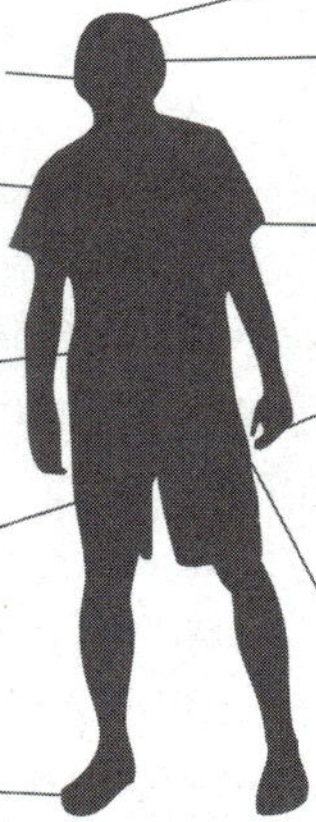

Le bicarbonate n'est pas un médicament !
Bien que validés par de nombreux témoignages et s'appuyant le plus souvent sur des études scientifiques sérieuses, **ces usages du bicarbonate ne remplacent en aucun cas l'avis d'un médecin.**

Il est maintenant clairement établi que notre alimentation moderne pèche par excès de protéines (apportées par la viande, les laitages, les œufs...), de sucres rapides (pâtisseries industrielles, en-cas divers...) et par les déficits en fruits et légumes frais. Or, les protéines et les sucres sont acidifiants, et c'est dans les fruits et les légumes qu'on puise les bases (et en particulier les bicarbonates) permettant de compenser les facteurs acidifiants.

Plusieurs études ont démontré que nous sommes en grande majorité confrontés à un pH métabolique légèrement acide, qui contribue probablement à affaiblir notre organisme, qui nuit à sa résistance et à ses défenses immunitaires. Cette légère acidité, qui oblige le corps à puiser les minéraux déficitaires dans les os, serait même en partie responsable de l'ostéoporose, très commune chez les femmes après la ménopause.

Une consommation raisonnable de bicarbonate, en particulier à travers les eaux de boisson, peut être bénéfique pour le métabolisme, osseux en particulier. En 2009, les travaux du docteur Bess Dawson-Hughes ont en particulier démontré les effets positifs de la prise régulière de doses de bicarbonate pour la préservation du capital osseux.

Les eaux bicarbonatées : info et intox

De plus en plus d'eaux de source et d'eaux minérales revendiquent la présence de bicarbonate parmi les minéraux qu'elles contiennent. Elles sont généralement gazeuses, mais ce n'est pas une obligation, et leur teneur en bicarbonates (le pluriel a son importance, il s'agit d'ions bicarbonate $HCO3^-$, qui peuvent eux-mêmes être véhiculés par le bicarbonate de sodium – le plus fréquent – mais aussi par le bicarbonate de potassium) peut varier dans des proportions très importantes. On remarque d'ailleurs qu'il n'y a pas de corrélation entre la proportion d'ions bicarbonate $HCO3^-$ et celle des ions sodium Na^+.

Typiquement, on peut citer les plus connues et leurs concentrations en bicarbonates :

- Saint Yorre (4 368 mg/l) ;
- Vichy Célestin (2 989 mg/l) ;
- Arvie (2 195 mg/l) ;
- Contrex et Hepar (403 mg/l) ;
- Vittel (402 mg/l).

Des études récentes[1] ont d'autre part démontré que la présence de bicarbonates dans les eaux de boisson ne pré-

1. Source : Medec 2006, « Le renouveau d'intérêt pour le bicarbonate de sodium des eaux minérales naturelles », communication du Dr François Raoux, Cellule scientifique Neptune.
Blood Hypertension and mineral waters – Meijide-Failde Rosa (1) ; Lopez-Silva M. (2) ; Rodriuez-Fernandez C. (2) ; Sanchezdeenciso-Ruiz M. (2) ; Vazquez-Seijas E. ; (2) - (1) Departamento de Medicina, Universidad de A Coruna. Campus de Oza s/n, 15006 A Coruña, Espagne(2) Service de Santé de Galice, Espagne.

sente pas de risques d'entraîner de l'hypertension. L'apport de sodium à travers le bicarbonate ne présente donc visiblement pas (en tout cas dans le cadre d'une consommation normale des eaux de boisson) les mêmes dangers qu'à travers le sel de table (chlorure de sodium – NaCl).

La présence de bicarbonates dans une eau de boisson est utile pour la digestion (c'est clairement sur ce créneau que se positionne Badoit par exemple) dans la mesure où elle accompagne l'action de la salive (qui est elle-même chargée en bicarbonate) et tamponne l'excès d'acidité qui peut être entraînée par les « abus » de table – abus de table en termes de quantité (qui entraîneront alors un emballement des sécrétions gastriques, et donc un excès d'acides destinés à la digestion), ou en termes de qualité des aliments (l'alcool et certains aliments, riches en protéines comme les viandes, étant par nature acidifiants).

On verra aussi que ces eaux fortement bicarbonatées peuvent aussi être intéressantes dans le cadre sportif, dans la mesure où le bicarbonate peut contribuer à neutraliser l'excès d'acide lactique produit dans les muscles (qui créent les courbatures) et lutter contre les phénomènes d'acidose métabolique.

La digestion

C'est probablement cet usage du bicarbonate qui est resté le plus populaire chez les plus âgés des utilisateurs. Après un repas copieux et bien arrosé, qui entraîne parfois une surproduction d'acides digestifs, il était autrefois quasi systématique de prendre « sa cuillère de bicarbonate ». Mais attention : s'il est vrai que le bicarbonate peut soulager passagèrement des brûlures d'estomac, faciliter la digestion et permettre une récupération plus rapide les lendemains de fêtes, il ne faut pas en faire un usage trop intensif. Il est soupçonné d'être responsable à long terme de l'effet « rebond », qui encouragerait le système digestif à produire encore davantage d'acides après neutralisation du milieu par l'effet tampon du bicarbonate. Les témoignages innombrables d'utilisateurs satisfaits du bicarbonate mentionnent rarement ce type de désagrément, mais on ne peut l'exclure.

Mode d'emploi : dissoudre ½ à 1 cuillère à café de bicarbonate dans un grand verre d'eau, et l'avaler à son rythme. Ne pas renouveler plus d'une fois dans la journée.

Mise en garde : ne pas utiliser en cas d'opération récente ou de faiblesse de l'appareil digestif ou d'ulcère. Il ne faut pas absorber des quantités trop importantes de bicarbonate après avoir mangé vraiment exagérément, car le CO_2 dégagé par la réaction avec l'acide digestif (qui entraîne normalement un petit « rot » anodin), peut (s'il ne s'évacue pas naturellement de cette façon) entraîner une mise sous pression excessive de l'estomac.

En cas de maux de ventre répétés ou de difficultés de digestion récurrentes, consultez votre médecin.

Les performances sportives

Les efforts intenses, répétitifs et prolongés entraînent l'accumulation d'acide lactique dans les muscles et peuvent induire une acidose métabolique (baisse du pH de l'organisme, mesurable en particulier dans le sang). L'accumulation d'acide lactique et l'acidose métabolique peuvent entraîner des courbatures, des maux de ventre et une atteinte osseuse dans les cas les plus sévères. Les régimes surprotéinés, que s'imposent souvent les culturistes qui pratiquent la musculation intensive pour augmenter leur croissance musculaire, accentuent le phénomène d'acidose métabolique.

La prise de bicarbonate (dans le cas de la musculation, il s'agit d'ailleurs souvent de bicarbonate de potassium et non pas de bicarbonate de sodium) leur permet de favoriser la prise de muscle « sec » (par opposition à gras) plus visible et mieux dessiné, et d'éviter les manifestations dues à l'acidose métabolique.

De nombreuses études[1] ont été menées sur des sportifs de haut niveau dans différentes disciplines (course de fond, natation, cyclisme) et la dose optimale retenue est généralement de l'ordre de 200 à 300 milligrammes (0,2 à 0,3 g) par kilo de masse corporelle. Ainsi, un sportif de 70 kg devra ingérer environ 15 à 20 g de bicarbonate pour obtenir des effets significatifs. Cette quantité est évidemment à absorber progressivement, et devra être diluée au minimum dans deux litres d'eau.

Dosage : maximum 300 mg par kilo de masse corporelle, à diluer à raison d'un maximum de 10 g (2 cuillères à café) par litre d'eau. Commencer les prises jusqu'à une heure avant le début de l'exercice, pendant l'exercice et après l'exercice. Une répartition de ¼ - ½ - ¼ est suggérée dans cer-

1. Source : "Effects of Induced Metabolic Alcalosis on Prolonged Intermittent-Sprint Performance", *Medicine & Science in Sports & Exercise*. 37(5):759-767, May 2005. Bishop, David, Claudius, Brett.
"Dose-Related Effects of Prolonged NaHCO3 Ingestion during High-Intensity Exercise", AU Douroudos, Ioannis I.; Fatouros, Ioannis G.; Gourgoulis, Vassilios; Jamurtas, Athanasios Z.; Tsitsios, Tilemaxos; Hatzinikolaou, Athanasios; Margonis, Konstantinos; Mavromatidis, Kontantinos; Taxildaris, Kiriakos. CS Department of Physical Education & Sport Science, Democritus - University of Thrace, Komotini, Greece.
"Sodium Bicarbonate Improves Swimming Performance". Author(s) : Lindh A. M. (1) ; Peyrebrune M. C. (2) ; Ingham S. A. (2) ; Bailey D. M. (2) ; Folland J. P. (1) ; Author(s) Affiliation(s) : (1) School of Sport and Exercise Sciences, University, Loughborough, Royaume-Uni (2) East Midlands Region, English Institute of Sport, Loughborough, Royaume-Uni.

tains articles. À titre de témoignage, l'auteur signale qu'il a constaté une quasi-disparition des courbatures grâce à la prise de 10 g de bicarbonate (2 cuillères à café) dilués dans un litre d'eau immédiatement après des courses à pied de 10 à 20 km (prise répartie après la fin de l'exercice sur une période de 60 à 90 mn).

Précautions : un surdosage et une ingestion insuffisamment répartie dans le temps peuvent entraîner des nausées, des diarrhées et des vomissements. La réponse métabolique à la prise de bicarbonate peut varier d'une personne à une autre.

Les odeurs corporelles

La plupart de nos émanations corporelles n'ont pas d'odeur, c'est l'intervention des bactéries qui les utilisent pour leur développement qui crée ces odeurs. C'est typiquement le cas de la transpiration. Il s'agit d'eau chargée de sels minéraux (jusque-là, pas de problème), mais aussi de déchets organiques et de toxines qui sont utilisés par les bactéries qui se trouvent à la surface de la peau... et c'est là que l'odeur apparaît. Le bicarbonate est bactériostatique, il bloque le développement des bactéries, et, en régulant le pH, il évite une acidification propice à l'émanation des odeurs. On peut donc dire que le bicarbonate ne masque pas les odeurs, mais qu'il les neutralise. Son efficacité est surprenante, son coût d'utilisation est presque inexistant, et il permet d'éviter le recours aux sels d'aluminium... À noter également que les odeurs corporelles se développent beaucoup plus lorsqu'on porte des matières synthétiques (acrylique, polyester, viscose...) que des matières naturelles (coton, laine...), probablement parce qu'elles sont moins « respirantes » et qu'elles maintiennent une humidité très préjudiciable à la surface de la peau. Cette humidité est d'ailleurs aussi favorable au développement des mycoses, qui peuvent aussi être à l'origine d'odeurs corporelles très désagréables.

Transpiration

Sous les aisselles, ou sur toutes les autres parties du corps, on peut utiliser le bicarbonate en poudre ou dans de l'eau :

- en poudre : bien mouiller le bout des doigts jusqu'à la paume sous le robinet, saupoudrer finement de bicarbonate, et masser doucement les aisselles ;
- diluer du bicarbonate dans de l'eau tiède jusqu'à saturation (c'est-à-dire quand les grains ne se dissolvent plus), tamponner la peau avec cette solution, ou la mettre dans un petit pulvérisateur et l'utiliser comme un déodorant en spray.

Odeurs de pieds

Les odeurs de pieds sont dues à la fois à la transpiration, mais souvent aussi aux champignons microscopiques (qui se développent malheureusement parfois sous forme de mycoses et/ou de levures de la peau et/ou des ongles).

- Sur les pieds : on peut procéder comme pour les autres parties du corps en massant les pieds après avoir mouillé sa main et l'avoir saupoudrée très finement de bicarbonate, ou avec un petit pulvérisateur. Les bains de pieds peuvent aussi donner d'excellents résultats : diluer complètement 2 cuillères à soupe (environ 30 g) par litre d'eau tiède et procéder par bains de 20 minutes. Rincer ou non selon la tolérance de votre peau au bicarbonate. Nous avons reçu le témoignage d'un monsieur de plus de 60 ans qui nous a affirmé avoir souffert d'énormes problèmes d'odeurs de pieds à partir de l'adolescence. Il en est venu à bout rapidement avec des bains de pieds quotidiens, puis des pulvérisations de bicarbonate. De presque tous les jours, il a pu rapidement passer à un jour sur deux, puis une ou deux fois par semaine, et affirme ne plus jamais avoir eu de problèmes d'odeurs de pieds depuis !

- Dans les chaussures : bien saupoudrer l'intérieur de bicarbonate (deux cuillères à soupe par chaussure suffisent généralement), secouer pour répartir le plus uniformément possible et laisser agir au moins 24 heures. Il est possible de laisser le bicarbonate dans des chaussures qui ne sont pas utilisées régulièrement, mais il ne faut pas l'appliquer directement sur le cuir.

Odeurs intimes

Après la toilette classique, rincer avec une eau dans laquelle on aura dilué 1 à 2 cuillères à café (5 à 10 g) de bicarbonate.

Pour un panty, saupoudrer un peu de bicarbonate et porter le panty comme d'habitude.

Attention : une odeur inhabituelle peut être le symptôme d'une pathologie, l'utilisation du bicarbonate ne remplace en aucun cas la consultation d'un médecin.

Odeurs dans la chevelure

Une chevelure épaisse peut facilement s'imprégner des odeurs ambiantes (tabac, friture...). Ajouter l'équivalent d'1 cuillère à café au shampoing habituel suffit généralement pour débarrasser les cheveux de toutes les odeurs. Mais attention : le bicarbonate neutralisera aussi peut-être le parfum du shampoing !

Les soins bucco-dentaires

Beaucoup de produits que nous utilisons quotidiennement pour nos soins bucco-dentaires contiennent du bicarbonate : les dentifrices, les solutions dentaires, les pastilles de nettoyage des appareils dentaires... Il sera tout aussi efficace, voire davantage, et plus économique, d'utiliser directement du bicarbonate alimentaire. Néanmoins, en cas de problèmes bucco-dentaires persistants, il convient de consulter impérativement un dentiste, qui saura préciser si l'usage du bicarbonate est adapté à votre situation.

Nettoyage et blanchiment des dents

Cette utilisation du bicarbonate fait l'objet de nombreuses polémiques. On a d'ailleurs écrit là-dessus n'importe quoi. Certains confondant le bicarbonate et la soude, vous promettent la dissolution quasi immédiate de vos dents ou de vos gencives, d'autres vous mettent en garde contre la disparition de votre émail...

Voyons d'abord ce qu'il en est de l'abrasivité du bicarbonate. La dureté du bicarbonate est de l'ordre de 2,5 Mohs[1], ce qui correspond à peu de chose près à la dureté de votre ongle. Un ongle n'a jamais rayé l'émail d'une dent (essayez

1. Source : http://webmineral.com

si vous voulez !), donc pas de danger de ce côté-là. De plus, les grains de bicarbonate se dissolvent rapidement dans la salive, leur action est donc limitée dans le temps. Cependant, une action de frottement (même le frottement de la brosse à dent) entraîne toujours une usure, même très lente. C'est pourquoi, à titre de principe de précaution, on recommande généralement de ne pas utiliser le bicarbonate plus d'une à deux fois par semaine, ce qui est d'ailleurs suffisant dans bien des cas.

Le bicarbonate dissout les dépôts alimentaires qui restent coincés entre les dents, réduit le tartre et limite l'acidification buccale due au développement des bactéries qui profitent des sucres souvent en surabondance dans notre alimentation. Il combine une action mécanique d'abrasion douce à une action chimique ou biologique sur les polluants bucco-dentaires.

Mode d'emploi : humidifier la brosse à dents, saupoudrer une fine couche de bicarbonate, puis ajouter le dentifrice par-dessus. Brosser comme d'habitude. Combiner le bicarbonate avec de l'eau oxygénée (peroxyde d'hydrogène, H_2O_2) renforce l'efficacité blanchissante. On peut humidifier la brosse à dents avec de l'eau oxygénée à 10 volumes au lieu d'eau du robinet, mais il convient d'être prudent car l'eau oxygénée est un puissant oxydant qui peut attaquer les gencives... la combinaison bicarbonate + eau oxygénée est donc à utiliser occasionnellement (pas plus d'une fois par semaine) et avec précaution (interrompre immédiatement en cas de saignement ou de sensation de brûlure des gencives).

Dentifrice maison

On trouve dans les magazines et sur Internet de plus en plus de recettes de dentifrice maison, qui combinent souvent le bicarbonate avec du sel (NaCl, sel de table), de l'argile, du carbonate de calcium (craie) et différents parfums ou arômes naturels.

Le bicarbonate est effectivement particulièrement efficace, et a l'avantage d'être plus stable dans sa composition et ses caractéristiques que les argiles par exemple, qui peuvent être constituées de nombreux minéraux naturels dont certains peuvent être plus abrasifs que d'autres.

Les huiles essentielles peuvent aussi réagir avec d'autres composants (dont le bicarbonate) et être dénaturées.

Attention également à ne choisir que des huiles essentielles dénuées de toxicité et à ne pas les avaler. Les herbes séchées en poudre seront donc préférables aux huiles essentielles. Le citron devra être évité, car son acide citrique attaque l'émail des dents.

Pour une haleine plus fraîche

L'halitose (mauvaise haleine) est due en grande majorité à des problèmes bucco-dentaires. L'accumulation des dépôts alimentaires entre les dents, favorisée parfois par une gingivite (rétractation de la gencive), constitue une source de développement pour les bactéries, et ce sont elles qui dégagent les gaz à l'origine de la mauvaise haleine.

Mode d'emploi: se brosser les dents avec du bicarbonate (voir paragraphe précédent) contribue déjà souvent à limiter la mauvaise haleine, mais on peut aussi l'utiliser en bains de bouche et gargarismes. Diluer 1 cuillère à café de bicarbonate dans un verre d'eau tiède. Se rincer vigoureusement la bouche en faisant bien circuler l'eau bicarbonatée dans toute la cavité buccale, si possible pendant plusieurs minutes. Terminer par un gargarisme de 2 à 3 minutes.

Nettoyage des brosses à dents et des appareils dentaires

Faire une solution saturée de bicarbonate en diluant assez de bicarbonate pour que les grains cessent de se dissoudre dans l'eau tiède. Plonger les appareils dentaires ou les brosses à dents, les « brossettes » inter-dentaires, etc. dans cette eau bicarbonatée pendant une nuit. Bien rincer. Si l'appareil dentaire est très sale, il pourra être nécessaire de le brosser légèrement avant de le rincer.

Aphtes

Les aphtes sont de petites ulcérations superficielles des muqueuses buccales. Le bicarbonate limite la prolifération bactérienne en améliorant l'hygiène buccale et favorise la cicatrisation.

Mode d'emploi : rincer toute la cavité buccale avec de l'eau bicarbonatée (1 cuillère à café, soit 5 g) pendant plusieurs minutes, cracher puis répéter. Compléter éventuellement avec un gargarisme. Répéter plusieurs fois par jour jusqu'à disparition.

Mise en garde : les aphtes sont une affection généralement bénigne. Cependant, ils peuvent être le symptôme d'une pathologie. L'usage du bicarbonate ne dispense pas de consulter un médecin.

Les soins de la peau

*Gommage (*peeling*)*

Réaliser une pâte homogène (3 volumes de bicarbonate pour 1 volume d'eau) et l'appliquer sur la peau. Masser doucement par cercles concentriques.

Explication : les grains de bicarbonate exercent un peeling (gommage ou exfoliation) doux de la peau et le massage favorise la circulation superficielle. Les pores sont libérés en profondeur de leur excès de sébum et des effets de la pollution atmosphérique. L'assimilation des crèmes de soin est améliorée.

Mise en garde : si vous avez la sensation que votre peau est trop sèche après l'utilisation du bicarbonate, appliquer une crème hydratante. Limiter le gommage au bicarbonate à 1 à 2 fois par semaine au maximum.

Démangeaisons

Qu'il s'agisse de piqûres d'insectes, de méduses ou d'orties... faire une pâte avec 3 volumes de bicarbonate et 1 volume d'eau, appliquer sur la peau jusqu'au séchage, puis rincer.

En cas de piqûres sur une partie étendue du corps, il est aussi possible de prendre un bain : compter au minimum 200-300 g de bicarbonate (soit 15 à 20 cuillères à soupe) pour une baignoire de 80 litres. Rester dans le bain environ 20 à 30 minutes. Attention, les bains trop chauds et trop prolongés entraînent une augmentation de la pression artérielle.

Acné et boutons de fièvre

Pour assécher et assainir les boutons, appliquer une pâte faite de 3 volumes de bicarbonate et 1 volume d'eau sur les boutons. Laisser sécher et rincer.

Eczéma, érythème

Un bain (tiède à raisonnablement chaud) de bicarbonate (5 g, soit 1 cuillère à café par litre d'eau) de 20 à 30 minutes peut soulager les démangeaisons.

Psoriasis, ichtyose et autres pathologies générant des squames

Il est maintenant établi[1] que des bains au bicarbonate contribuent à améliorer la qualité de vie des patients en :

- neutralisant la dureté excessive de l'eau du robinet, qui la rend particulièrement agressive et déshydratante pour les peaux irritées ;
- soulageant les démangeaisons ;

---

1. Source : Verdolini R., Bugatti L., Filosa G., Mannello B., Lawlor F., Cerio R.J., « Old fashioned sodium bicarbonate baths for the treatment of psoriasis in the era of futuristic biologics : an old ally to be rescued », *Dermatolog Treat.* 2005.
Samsoën M., « Balnéothérapie domestique au bicarbonate de soude: outil antipsoriasis incontournable », *Nouvelles Dermatolologiques,* 2006 et « Bains de bicarbonate de soude et psoriasis. Étude inaugurale ouverte monocentrique », *Nouvelles dermatologiques* 2007.
Leonard M., Milstone M.D., Department of Dermatology, Yale University, scholl of Medicine. « Scaly skin and bath pH : rediscovering baking soda ». *Journal of the American Academy of Dermatology*, 2010, vol. 62, fasc.5, p. 885-886.
«Treatment of ichthyosis : there is always something you can do! In Memoriam : Wolfgang Küster». Heiko Traupe, MDa and Walter H. C. Burgdorf, MDb Münster and Munich, Germany. *Journal of the American Academy of Dermatology*, vol. 57, fasc. 3.

- détachant les squames en douceur, permettant à la peau de retrouver un meilleur aspect.

Dosage : 250 à 500 g de bicarbonate pour une baignoire de 80 à 100 l, bains de 20 à 30 minutes, par cures de quelques jours (une semaine à 10 jours maximum).

Attention : le bicarbonate n'est pas un médicament. Son utilisation ne dispense en aucun cas de la consultation d'un professionnel de santé.

Les soins des cheveux

L'ajout d'une cuillère à café de bicarbonate au shampoing habituel permet de :

- nettoyer le cuir chevelu en profondeur en détachant les cellules mortes (en particulier dans le cas des pellicules) ;
- supprimer les résidus de laque, de coloration... ;
- éventuellement, désodoriser la chevelure (odeur de tabac par exemple).

Mode d'emploi : ajouter le bicarbonate (1 à 2 cuillères à café) à la dose de shampoing, bien masser le cuir chevelu, laisser agir 5 minutes et bien rincer. Utiliser le bicarbonate une fois par semaine est suffisant.

L'hygiène intime

Mycoses

Les mycoses (en particulier les mycoses vaginales) sont particulièrement répandues (car très contagieuses) et récidivantes. L'affection la plus fréquente est causée par le *candida albicans*, que l'on soupçonne d'être devenu résistant à la majeure partie des molécules antimycosiques. L'action fongistatique du bicarbonate sur les champignons microscopiques (en particulier sur les moisissures) a été très sérieusement établie dès une concentration de 0,5 %. Bien que l'on avance souvent que l'efficacité du bicarbonate serait due à une neutralisation de l'acidité du milieu, il a été prouvé que d'autres molécules basiques (hydroxyde de sodium NaOH par exemple, et qui ne peut en aucun cas être utilisé comme le bicarbonate), modifiant également le pH, ne donnent pas les mêmes résultats. L'ion bicarbonate est donc clairement « positivement » impliqué...

Mode d'emploi : rincer la peau et les muqueuses contaminées avec de l'eau additionnée de bicarbonate à raison de 10 à 20 g (environ une cuillère à soupe) par litre d'eau. Utiliser si nécessaire une poire vaginale. Ne rincer qu'en cas de sensation d'irritation.

Mise en garde : les mycoses sont une pathologie qui nécessite de consulter un spécialiste de santé. Le bicarbonate n'est pas un médicament et ne peut pas se substituer au traitement qui vous a été prescrit.

Glaires acides

Les glaires acides rendent la conception d'un enfant impossible en tuant les spermatozoïdes avant qu'ils puissent atteindre l'ovule. De nombreux témoignages mentionnent une fertilité retrouvée grâce à des eaux riches en bicarbonate et/ou des lavements vaginaux à l'eau additionnée de bicarbonate. Ce livre n'ayant pas de vocation médicale, il ne nous appartient pas de préciser davantage, mais il nous a paru intéressant de mentionner cette information.

Les mains et les ongles

L'ajout d'une cuillère à café de bicarbonate dans l'eau de la vaisselle permet d'abattre une partie du calcaire qui dessèche la peau de vos mains. Il renforce également l'action du liquide vaisselle et permet d'en utiliser moins (on peut généralement diviser la dose par deux).

Pour des ongles très sales : le plus simple est encore de les couper... mais dans le cas contraire, faire tremper ses mains dans de l'eau tiède dans laquelle 2 cuillères à café (10 g) de bicarbonate par litre auront été ajoutées facilitera le brossage du dessous des ongles.

Pour renforcer le brossage du dessous des ongles sales, on peut saupoudrer la brosse à ongle de bicarbonate, comme on le fait pour la brosse à dents.

Le nez et la gorge

Le bicarbonate peut contribuer à dégager ponctuellement des sinus et une gorge encombrés de mucus, et à soulager des irritations passagères.

Mode d'emploi: faire bouillir 1 litre d'eau pour la rendre stérile, attendre qu'elle redevienne tiède et dissoudre 2 cuillères à café (10 g) de bicarbonate. Faire circuler cette eau bicarbonatée dans les sinus (sous forme de gouttes ou avec une petite poire). Utiliser également cette eau pour des gargarismes, de préférence le soir au coucher.

Attention: l'utilisation du bicarbonate ne doit pas se substituer à la consultation d'un médecin. Les maux de nez et de gorge peuvent être les symptômes de pathologies graves.

Les oreilles

Un bouchon de cérumen occasionnel peut également être dissous avec de l'eau tiède bicarbonatée (1 cuillère à soupe – soit 15 g – par litre d'eau).

Mode d'emploi : poser la tête sur le côté, faire couler doucement l'eau tiède dans le conduit auditif, laisser agir 5 à 10 minutes.

Attention : ne surtout pas utiliser en cas de rupture du tympan. Réserver à un usage occasionnel.

Les pieds

Pour les odeurs de pieds : voir p. 75.

Pour des pieds très sales ou pour décrocher des peaux mortes : mouiller le pied, saupoudrer d'une très fine couche de bicarbonate et masser le pied uniformément (orteils, entre les orteils, plante des pieds).

Pour lutter contre les cals et les durillons : faire un bain de pieds (2 cuillères à soupe ou 30 g par litre d'eau tiède) de 20 à 30 minutes. Utiliser ensuite votre râpe habituelle. Renouveler l'opération autant de fois qu'il sera nécessaire pour venir à bout de la totalité des calosités.

Mycoses des ongles (onychomycoses) : les propriétés fongistatiques du bicarbonate sont avérées sur de nombreuses variétés de moisissures, de mycoses et de levures. Des bains de pieds réguliers au bicarbonate (2 cuillères à café, soit 10 g par litre d'eau) permettent d'imprégner la peau et les ongles de bicarbonate et de rendre le milieu moins favorable à la croissance de mycoses. Le mécanisme d'action du bicarbonate sur les mycoses n'est pas encore clairement établi, mais il n'est pas dû à une simple modification du pH, mais visiblement bien à l'ion bicarbonate lui-même.

Le petit « plus » : quelques gouttes d'huile de pépins de pamplemousse (connue pour ses propriétés antibactériennes) dans l'eau du bain de pieds apporteront un effet synergique avec le bicarbonate (pour le dosage se référer au mode d'emploi du produit).

Cuisine et gastronomie

La cuisine et la gastronomie font évidemment partie des domaines de prédilection du bicarbonate ! Les termes anglais de *baking soda* (ou soda « à cuire ») ou « poudre à pâte » au Canada ne laissent aucun doute à ce sujet. La légende qui voudrait que le bicarbonate ait été développé aux États-Unis par deux boulangers new-yorkais est... une légende, puisqu'il s'agissait en fait... d'un médecin (Austin Church) et d'un fermier (John Dwight) ! Néanmoins, c'est bien pour aérer et faire monter la pâte des donuts, cookies, brownies, muffins, bagels et autres pancakes... que le bicarbonate a surtout été utilisé à ses débuts, avant que les Américains, et les pionniers en particulier, ne lui découvrent de nombreuses autres vertus, en cuisine et ailleurs.

Les gâteaux et pâtisseries

Pour tout comprendre du mécanisme qui permet au bicarbonate de faire lever la pâte, rendez-vous p. 33.

Mode d'emploi : pour alléger et aérer les pâtisseries, les pains et les gâteaux, mettre 2 à 3 cuillères à café (10 à 15 g) pour 1 kg de farine. Le résultat sera d'autant plus efficace que la préparation contiendra une source acide avec laquelle le bicarbonate réagira pour produire les microbulles de CO_2 qui seront piégées par le gluten présent dans la farine. Cet acide peut être apporté par le miel, le lait (acide lactique), les fruits (acide citrique des agrumes, acide malique...). Voir en annexe les recettes de cuisine au bicarbonate qui donnent quelques exemples des différentes façons d'utiliser le bicarbonate en cuisine.

Les fruits et légumes

Pour les choux (vert, rouge, fleur, de Bruxelles...) et les artichauts, 5 g (1 cuillère à café) dans l'eau de cuisson les rendront plus digestes tout en limitant le dégagement des odeurs.

Pour les légumes secs (haricots blancs ou rouges, pois chiches, lentilles...) : mettre 20 à 25 g (1 cuillère à soupe) par litre d'eau. Laisser tremper une nuit. Vider l'eau de trempage. Ajouter 5 g (1 cuillère à café) à l'eau de cuisson. Les légumes seront plus tendres et plus digestes.

Pour les purées, ajouter une pincée de bicarbonate lors de la préparation. La purée sera plus onctueuse et plus aérée.

Pour le gratin dauphinois, 1 pincée de bicarbonate entre les couches de lamelles de pommes de terre évitera que le lait ne caille.

Pour les tomates : 1 ou 2 pincées de bicarbonate dans l'eau de cuisson du coulis ou de la sauce neutraliseront l'excès d'acidité.

Pour les agrumes : 1 ou 2 pincées bien réparties sur la salade d'orange et/ou de pamplemousse neutraliseront l'excès d'acidité.

Pour les fruits au sirop : 1 ou 2 pincées dans le sirop bouillant permettront de préserver les couleurs naturelles d'origine.

Pour les confitures et les gelées de fruits : pour tous les fruits, et surtout les plus acides (rhubarbe, fruits rouges, agrumes...), on a souvent tendance à ajouter beaucoup de sucre, dont une partie sert à neutraliser l'acidité. On recommande une proportion d'une cuillère à café (5 g) pour 3 kg de fruits, à introduire lors de la cuisson pour neutraliser l'acidité.

Pour le nettoyage des fruits et des légumes en profondeur :

- fruits et légumes à peau lisse (pommes, poires, tomates...) : saupoudrer le bicarbonate sur un linge ou une éponge propres, frotter la surface du fruit. Rincer ;
- fruits et légumes à faire tremper (salades, brocolis, choux, fruits rouges, raisin...) : ajouter 1 cuillère à café (5 g) par litre d'eau de lavage. Laisser tremper au moins 5 minutes, idéalement 10 à 15 minutes. Rincer, égoutter.

Explication : même si des limites maximales de résidus (LMR) sont imposées aux producteurs, elles ne sont pas toujours respectées et il reste toujours des traces de pesticides sur les fruits et les légumes. Ils peuvent aussi être souillés par des bactéries, des insectes, des limaces et des moisissures. Des tests en laboratoire ont montré que le bicarbonate permet de renforcer considérablement le lavage à l'eau, sans nuire à la qualité des produits. Il agit comme un détergent naturel, qui dissout et décroche la saleté et la poussière sur laquelle se trouvent les bactéries et les pesticides. Bien rincé, il ne laisse pas de traces toxiques et n'altère pas les qualités nutritives et organoleptiques (goût, odeur, couleur, aspect, consistance...) des aliments.

Mise en garde : le bicarbonate n'est pas un désinfectant. En pays chaud, il importe de bouillir systématiquement les aliments pour éviter la contamination (salmonelles, staphylocoques...).

Les viandes et poissons

Pour plumer plus facilement une volaille : ajouter 5 g (1 cuillère à café) de bicarbonate dans la marmite d'eau bouillante dans laquelle on plongera la volaille avant de la plumer.

Pour attendrir une volaille : frotter l'intérieur de la volaille avec du bicarbonate en poudre, bien répartir et laisser agir une nuit. Bien rincer avant la cuisson.

Pour attendrir les viandes (bœuf, porc, mouton, volaille, gibier...) : ajouter 10 g (2 cuillères à café) dans ½ litre d'eau, y plonger la viande et la laisser reposer 2 heures au réfrigérateur. Rincer.

Ou bien, saupoudrer uniformément la viande de bicarbonate, éventuellement préalablement mélangé avec de la farine, et la placer plusieurs heures au réfrigérateur. Rincer soigneusement.

Viandes bouillies (pot-au-feu, bœuf bourguignon, garbure, cassoulet, *chili con carne*...) : ajouter 2 ou 3 g (½ cuillère à café) de bicarbonate à la cuisson pour attendrir la viande et les haricots, et neutraliser l'éventuel excès d'acidité et rendre le plat plus digeste.

Pour rendre la viande plus croustillante (peau de la volaille, barde et peau du rôti...) : saupoudrer de bicarbonate très légèrement avant la cuisson.

Pour limiter l'odeur et le goût trop prononcé de la viande de gibier : 5 g (1 cuillère à café) dans l'eau de cuisson ou de braisage.

Les œufs

Pour les œufs en neige : ajouter 1 pincée de bicarbonate aux blancs au moment de les battre. Les blancs seront plus fermes et plus légers.

Pour les omelettes : 2 à 3 g (½ cuillère à café) pour 3 œufs. Bien battre les œufs. Le résultat est encore meilleur lorsqu'on ajoute un peu de lait (réaction acido-basique du bicarbonate avec l'acide lactique).

Les boissons gazeuses

Ajouter 2 cuillères à café par litre de citronnade ou d'orangeade pour neutraliser une partie de leur acidité et rendre le breuvage pétillant. L'acide citrique réagit avec le bicarbonate et génère des petites bulles de CO_2.

Attention : boire rapidement pour profiter de l'effervescence.

Entretien de la maison

Le bicarbonate est particulièrement efficace pour nettoyer et désodoriser toute la maison. Utilisé dans de l'eau, ou en poudre pour profiter de ses propriétés d'abrasif doux, il dégraisse, détache, désodorise le linge, les surfaces, la vaisselle, les sanitaires...

Pour assainir l'air intérieur

Le bicarbonate agit à plusieurs niveaux pour réduire la pollution de l'air intérieur : il évite tout d'abord le recours à certains produits d'entretien et de désodorisation, il réduit la présence des allergènes et il limite la croissance des moisissures.

Produits d'entretien et désodorisants

Les produits d'entretien et les désodorisants contiennent des additifs (conservateurs en particulier) qui sont souvent sources d'intoxication et d'allergies respiratoires.

Le bicarbonate est un minéral pur qui ne nécessite aucun additif. Comme les micro-organismes (bactéries, moisissures...) ne se développent pas dans le bicarbonate, il ne nécessite l'adjonction d'aucun conservateur. De plus, il n'a pas de « tension de vapeur », ce qui signifie qu'il ne s'évapore pas dans l'atmosphère comme le font de nombreux composants chimiques que l'on appelle les COV[1] et que l'on retrouve dans tous les produits d'entretien.

Enfin, le bicarbonate n'est pas toxique, et il est naturellement présent dans notre organisme. D'ailleurs vous remarquerez que ses emballages ne comportent aucun des petits « pictogrammes » de danger orange que l'on retrouve sur de nombreux produits ménagers.

Allergènes

Les allergènes proviennent en partie des acariens, arachnides de très petite taille qui se développent dans les tapis, moquettes, matelas... Ils se nourrissent des squames

1. COV : composés organiques volatils.

de notre peau. Leurs déjections et la poussière qu'ils produisent après leur mort sont très irritantes pour les voies respiratoires.

Des études récentes menées par Solvay, société à la pointe dans la recherche sur le bicarbonate, ont montré qu'il suffit de quelques grains de bicarbonate pour bloquer le développement des allergènes d'acariens. 20 g/m^2 de poudre de bicarbonate saupoudrés sur une moquette (ou un matelas), et que l'on aura eu soin de faire pénétrer dans les fibres et de laisser agir au minimum 4 heures, bloquent le développement des allergènes.

Il existe de nombreux produits anti-acariens. Mais ce sont des molécules acaricides qui sont souvent de simples insecticides pyrétrinoïdes ou organophosphorés neurotoxiques dont les vapeurs se diffusent dans l'habitat. En plus d'être potentiellement dangereuses pour l'homme, ces molécules sont de moins en moins efficaces car les acariens y sont devenus progressivement très résistants. Le bicarbonate ne crée pas de vapeurs toxiques et n'entraîne pas de phénomènes de résistance chez les parasites.

Moisissures

Les moisissures se développent à la faveur de l'humidité, lorsque l'habitat n'est pas suffisamment aéré, dans les pièces d'eau, et lorsqu'il y a de la condensation par exemple.

Ces moisissures sont sources de spores (qu'elles émettent pour se reproduire) et de mycotoxines (molécules potentiellement très toxiques qu'elles émettent pour se protéger).

La bibliographie internationale est très abondante concernant les effets fongistatiques du bicarbonate. À partir de 0,5 % (soit environ 1 cuillère à café par litre), une eau additionnée de bicarbonate de sodium (ou bicarbonate de soude, c'est pareil) bloque le développement des moisissures. Et à 3 % (soit 6 cuillères à café par litre), une eau bicarbonatée ne laisse aucune des moisissures testées se développer.

Dans la buanderie

- Pour renforcer l'action de la lessive liquide, diviser par deux la quantité habituelle de lessive liquide et ajouter 15 à 30 g (1 à 2 cuillères à soupe) de bicarbonate dans le tiroir habituel de la lessive.

  Explication : le bicarbonate renforce l'action de la lessive liquide, sur les graisses en particulier.

  Mise en garde : ne pas utiliser sur la laine et la soie.

- Pour prélaver les cols et les manches de chemise, et traiter les taches de graisse, de sang, d'herbe, de vin rouge, de fruits rouges, diluer le bicarbonate dans le vaporisateur et pulvériser l'eau bicarbonatée sur le linge à prélaver.

Dosage : 4 cuillères à soupe (60 g) par litre d'eau dans le vaporisateur.

Explication : le bicarbonate dissout les graisses et les protéines responsables des taches.

Mise en garde : ne pas utiliser sur la laine et la soie.

- Pour neutraliser les odeurs du panier à linge sale (particulièrement pour les vêtements de sport, les sous-vêtements, les habits de bébé...), saupoudrer sur le linge sale au fur et à mesure de l'accumulation. Laisser le bicarbonate au lavage en même temps que les vêtements, il poursuivra son action de nettoyage et de désodorisation.

Explication : le bicarbonate, grâce à sa structure relativement poreuse, va piéger et neutraliser les odeurs, d'une part par son action « tampon » sur le pH, et d'autre part en bloquant le développement des bactéries responsables des odeurs.

Mise en garde : ne pas utiliser sur la laine et la soie.

- Pour neutraliser les odeurs du linge (transpiration, tabac...), verser 1 cuillère à soupe (15 g) de bicarbonate en poudre dans le tiroir de l'adoucisseur de la machine à laver.

Explication : le bicarbonate parachève le rinçage du linge et la très faible quantité de bicarbonate qui reste dans les fibres après le séchage contribue à neutraliser les odeurs qui pourraient persister.

Mise en garde : ne pas utiliser sur la laine et la soie.

- Pour assainir et désodoriser les chaussures et les pantoufles, saupoudrer uniformément le bicarbonate dans les chaussures à raison 30 à 60 g (2 à 4 cuillères à soupe) par chaussure. Si nécessaire, secouer la chaussure. Laisser agir au moins une nuit.

Explication : le bicarbonate, grâce à sa structure relativement poreuse, va piéger et neutraliser les odeurs. Son usage régulier limite également le développement des champignons microscopiques dans les chaussures. Il est possible de laisser le bicarbonate en permanence si vous stockez longtemps vos chaussures.

- Pour le linge de bébé, verser le bicarbonate en poudre (1 cuillère à soupe, soit 15 g) dans le tiroir de la lessive de la machine à laver. Diviser par deux la quantité de poudre à laver habituelle ou, mieux, utiliser des noix ou une boule de lavage.

Explication : le bicarbonate renforce l'action de la lessive, des noix ou des boules de lavage. Il neutralise les odeurs les plus tenaces (vomi, pipi...) sur les pyjamas, bavoirs, serviettes, draps et couches lavables... sans danger d'allergie et d'irritation pour la peau fragile de bébé. Le bicarbonate étant présent naturellement dans l'organisme, il n'est pas identifié comme une substance étrangère et n'induit pas de réaction incontrôlée de défense immunitaire.

Mise en garde : ne pas utiliser sur la laine et la soie.

Dans la cuisine

Le gros avantage du bicarbonate dans la cuisine, c'est qu'il est lui-même... alimentaire. Dès lors, on conçoit que les risques d'intoxication et de pollution sont nécessairement... limités ! Et cela ne l'empêche pas d'être d'une efficacité incontestable... alors suivez le guide !

- Pour désodoriser le réfrigérateur, verser le bicarbonate (100 g soit ½ verre, 6 cuillères à soupe) dans une coupelle et la poser de préférence dans le haut du réfrigérateur (à proximité du ventilateur). Remuer le bicarbonate de temps en temps et changer tous les 3 mois au plus tard.

Explication : le contact du bicarbonate, qui a une structure relativement poreuse, avec l'air, permet de piéger les odeurs et de les neutraliser. Le bicarbonate est particulièrement efficace sur les émanations à tendance acides, moins sur les odeurs basiques comme celle du poisson.

- Pour nettoyer les casseroles et les poêles brûlées, saupoudrer le fond d'une couche bicarbonate (10 à 20 g, soit 2 à 4 cuillères à café), ajouter de l'eau bouillante, laisser agir 2 à 8 heures. Si la partie carbonisée persiste, il est aussi possible de faire bouillir l'eau bicarbonatée dans la casserole pendant quelques minutes.

Explication : le bicarbonate favorise la pénétration de l'eau dans la couche brûlée, et ramollit les graisses et les protéines carbonisées en quelques heures. Si on fait bouillir, on accélère le processus et on transforme partiellement le bicarbonate de sodium en carbonate de sodium, détergent plus fort que le bicarbonate. Finir le nettoyage à l'éponge et rincer.

Attention : ne pas utiliser avec l'aluminium.

- Pour nettoyer sans rayer toutes les surfaces alimentaires (évier, plaques de cuisson, réfrigérateur, four à convection ou four à micro-ondes, plans de travail et tables en marbre, bois, mélaminé et formica...) et supprimer les traces de calcaire (tartre), saupoudrer une éponge ou un linge humide d'une couche de bicarbonate, puis frotter. Rincer et renouveler le bicarbonate quand tous les grains de bicarbonate ont disparu.

Explication: les grains du bicarbonate en poudre exercent une abrasion douce sans rayer. Le bicarbonate, lorsqu'il passe en solution (quand les grains disparaissent), dissout les graisses et les matières organiques qui constituent les tâches. Ne pas utiliser sur l'aluminium.

◆ Pour les plaques vitrocéramiques, le bicarbonate est particulièrement utile car il ne raye pas le verre, mais il conjugue une action mécanique et une action moléculaire.

- Variante 1 : mouiller les plaques, saupoudrer de bicarbonate, laisser agir (quelques heures si possible), puis décrocher le brûlé avec une spatule en bois. Ne surtout pas utiliser la face verte abrasive de votre éponge.
- Variante 2 : arroser la surface des plaques avec du vinaigre et saupoudrer de bicarbonate. La réaction du bicarbonate avec le vinaigre va renforcer son efficacité.
- Variante 3 : humidifier votre éponge (côté doux !), saupoudrer de bicarbonate, frotter. Vous pouvez également humidifier l'éponge avec du vinaigre (ou du jus de citron, un peu moins efficace mais l'odeur est plus agréable) pour renforcer l'efficacité.

- Dans le lave-vaisselle, diviser par deux la dose habituelle de produit détergent (poudre ou tablettes), et ajouter une cuillère à soupe (15 g) de bicarbonate en poudre. Il est souvent possible de baisser encore la dose de produit détergent, procéder progressivement et en fonction de la quantité et de la saleté de la vaisselle.

Explication : le bicarbonate neutralise le calcaire qui entrave l'efficacité des produits de lavage, et contribue à dissoudre les graisses et les dépôts organiques sur la vaisselle. En plus d'une vaisselle très propre, il contribue aussi à l'entretien et à la longévité du lave-vaisselle.

- Pour le nettoyage du four, faire une solution saturée de bicarbonate en diluant le plus possible de bicarbonate dans de l'eau tiède (arrêter dès que les grains ne se diluent plus en mélangeant). Mettre cette eau bicarbonatée dans un petit pulvérisateur et vaporiser uniformément l'intérieur du four. Laisser agir plusieurs heures (idéalement, toute une nuit). Nettoyer ensuite avec une éponge humide (humidifiée avec de l'eau, ou mieux avec du vinaigre ou du jus de citron) saupoudrée de bicarbonate. Rincer à l'eau claire et sécher.

- Pour étouffer un petit feu de cuisine. On a vu que le bicarbonate se décompose en eau, CO_2 et carbonate de sodium sous l'action de la chaleur (à partir de 60 °C environ). Un début de feu occasionné par l'huile d'une casserole ou d'une poêle qui s'est enflammée pourra être maîtrisé en projetant du bicarbonate en poudre à la base des flammes. Ce sera bien sûr beaucoup moins efficace qu'un extincteur (même si c'est souvent du bicarbonate qu'il y a dedans !) car la poudre est plus fine et elle est mieux diffusée. Par conséquent, avoir du bicarbonate à la cuisine ne dispense pas d'avoir *aussi* un extincteur à la maison !

Dans la salle de bain

- Pour le nettoyage des peignes et des brosses : faire tremper les peignes et les brosses toute la nuit dans l'eau bicarbonatée (30 g soit 2 cuillères à soupe à diluer dans 1 litre d'eau tiède). Rincer.

Explication : le bicarbonate dissout les mélanges de sébum et de poussière laissés sur les brosses et les peignes. L'effet sera renforcé avec de l'eau chaude.

- Pour le nettoyage des brosses à dents manuelles et électriques : faire tremper les brosses à dents toute la nuit dans l'eau bicarbonatée (30 g, soit 2 cuillères à soupe par litre d'eau tiède). Rincer.

Explication : le bicarbonate dissout les résidus de nourriture, le tartre et toutes les autres impuretés piégées dans la brosse à dents.

- Pour le nettoyage et le détartrage de la robinetterie, du lavabo, de la baignoire, de la douche... Appliquer une fine couche de bicarbonate en poudre sur une éponge humide, puis frotter. Renouveler en rinçant l'éponge lorsque le bicarbonate a disparu. L'utilisation de vinaigre blanc ou de jus de citron pour humidifier l'éponge renforcera encore l'efficacité du bicarbonate.

Explication : le bicarbonate agit par une action physique comme abrasif « doux » : ses cristaux se dissolvent sans rayer. De plus, le bicarbonate de soude exerce une action détergente. C'est le double effet bicarbonate !

Mise en garde : ne pas appliquer sur l'aluminium.

- Pour le nettoyage des carreaux et des joints, frotter avec une éponge imbibée d'eau bicarbonatée (1 cuillère à soupe soit 15 g par litre d'eau chaude). En cas de taches particulièrement résistantes, appliquer sur l'éponge humide (ou mieux pour atteindre les angles : une vieille brosse à dents !) un peu de poudre de bicarbonate. Pour les moisissures, ne pas rincer.

Explications : le bicarbonate dissout les graisses, les souillures organiques et désincruste la saleté. Il crée des conditions défavorables au développement des moisissures et des bactéries.

Dans les pièces à vivre

- Pour nettoyer la vitre de l'insert ou du poêle, saupoudrer le bicarbonate sur une éponge ou un linge humide. Frotter. Rincer, essorer et rajouter du bicarbonate dès que les grains se sont dissous et ont disparu.

Explication: les grains de bicarbonate exercent une action abrasive « douce », car ils se dissolvent avant de risquer de rayer les surfaces. L'action détergente de la molécule de bicarbonate renforce l'action mécanique des grains pour dissoudre les graisses et les goudrons.

Les petits plus:

- à la place de l'eau, humidifier l'éponge avec du vinaigre blanc (ou du jus de citron, un peu moins efficace mais plus agréable à l'odeur) ;
- nettoyer la vitre alors qu'elle est encore tiède.

- Pour nettoyer les vitres, imbiber un linge propre d'eau bicarbonatée (30 g, soit 2 cuillères à soupe dans 1 litre d'eau) et frotter. En cas de saleté résistante, saupoudrer le linge humide de bicarbonate et frotter. Renouveler si nécessaire lorsque les grains se sont dissous.

Explication: L'action détergente des molécules de bicarbonate présentes dans l'eau suffit à dissoudre la majeure partie des graisses et à décrocher les poussières des vitres, et l'action mécanique d'abrasion douce des grains de bicarbonate complète le nettoyage sur la saleté la plus tenace.

- Pour nettoyer les traces de doigts, de crayons, de feutres… sur les surfaces peintes ou vernies (murs, meubles, portes…), saupoudrer le bicarbonate sur une éponge ou un linge humide. Frotter. Rincer, essorer, et rajouter du bicarbonate dès que les grains se sont dissous et ont disparu.

Explication : les grains de bicarbonate exercent une action abrasive douce, car ils se dissolvent avant de risquer de rayer les surfaces. L'action détergente de la molécule de bicarbonate renforce l'action mécanique des grains pour supprimer toutes les traces.

- Pour assainir le sac de l'aspirateur (limiter les odeurs, stopper le développement des allergènes), aspirer 45 g (3 cuillères à soupe) de bicarbonate.

Explication : le bicarbonate se mélange à la poussière et piège les odeurs, stoppe le développement des acariens et des éventuelles moisissures.

- Pour piéger les odeurs de cigarette : saupoudrer le fond du cendrier avec du bicarbonate. Changer à chaque vidage et nettoyage du cendrier.

Dans les chambres

- Pour éviter les odeurs de renfermé dans les placards, mettre 150 g (10 cuillères à soupe) de bicarbonate dans une coupelle. Remuer de temps en temps pour favoriser le contact du bicarbonate avec l'air. Changer tous les 3 mois.

Explication : le contact du bicarbonate (qui a une structure relativement poreuse) avec l'air permet de piéger les odeurs et de les neutraliser.

- Pour assainir les matelas, les oreillers et limiter les allergènes d'acariens et de moisissures, saupoudrer le bicarbonate uniformément sur le matelas et l'oreiller, et bien répartir en brossant légèrement pour faire pénétrer dans les fibres. Laisser agir 4 à 8 heures, puis aspirer.

Dosage : environ 20 g/m^2 (soit environ 4 cuillères à soupe pour un lit une place). Renouveler 2 à 4 fois par an.

Explication : des études récentes ont montré que le bicarbonate stoppe immédiatement le développement des acariens et des moisissures responsables de la formation des allergènes. Même après aspiration, les fines particules de bicarbonate qui restent vont freiner la réapparition des colonies d'acariens et la croissance des moisissures.

Mise en garde : appliquer le bicarbonate directement sur le matelas, sur la face supérieure. Après avoir aspiré, remettre ensuite l'alèse et le drap ou la taie.

- Pour nettoyer, assainir et désodoriser les tapis et moquettes en limitant le développement des allergènes, saupoudrer le bicarbonate le plus uniformément possible, faire pénétrer dans les fibres en brossant légèrement. Laisser agir 4 à 12 heures. Aspirer.

Dosage : 20 g/m^2, soit 4 cuillères à café par mètre carré.

Explication : le bicarbonate agit sur les tapis et moquettes comme sur les matelas. De plus, le bicarbonate absorbe les graisses accumulées dans les fibres qui ternissent les couleurs, et il piège les odeurs.

Mise en garde : sur les tapis en laine, tester au préalable sur une petite zone. Ne pas utiliser sur la soie. Ne pas mouiller.

Pour la voiture

- Pour le nettoyage extérieur de la voiture, diluer le bicarbonate dans de l'eau chaude (10 g, soit 2 cuillères à café par litre), tremper la carrosserie, les chromes, les jantes d'eau bicarbonatée, laisser agir de 5 à 10 minutes, puis frotter à l'éponge ou à la brosse. Aux endroits les plus tenaces (insectes écrasés, tâches de sève d'arbres, jantes encrassées, optiques de phares et pare-brise...), saupoudrer l'éponge de bicarbonate et frotter.

Explication: le bicarbonate en solution dissout les graisses et les matières organiques. Le bicarbonate en poudre exerce une abrasion douce sans rayer. Ses grains se dissolvent doucement avant de risquer d'endommager la peinture ou les chromes.

Mise en garde: pour plus de précaution, tester le bicarbonate en poudre au préalable sur une partie peu visible de la carrosserie.

- Pour neutraliser les odeurs (animaux, tabac...) de la moquette ou des sièges, pour un nettoyage à sec, saupoudrer, frotter pour faire pénétrer dans les fibres, laisser agir au moins 4 heures, puis aspirer. En cas de « petit accident » (enfant malade, chien ou chat qui s'oublient...), laver à grande eau bicarbonatée (5 g ou 1 cuillère à café par litre d'eau) avec quelques gouttes de liquide vaisselle. Absorber l'excès d'eau, sécher, puis saupoudrer d'une couche régulière de bicarbonate, faire pénétrer dans les fibres. Laisser agir au moins 4 heures et aspirer.

Explication: le nettoyage à l'eau bicarbonatée exploite les propriétés détergentes et neutralisantes d'odeurs du bicarbonate, le saupoudrage parachève la désodorisation.

Mise en garde : à n'utiliser que sur des fibres synthétiques (pas de laine et de soie) aux colorations résistantes.

- Pour neutraliser les odeurs de tabac, verser le bicarbonate en poudre (30 g, soit 2 cuillères à soupe) dans le fond du cendrier, et le changer après avoir vidé le cendrier.

Explication : le bicarbonate, grâce à la forme irrégulière de ses grains, offre une surface de contact avec l'air importante, piège et neutralise les odeurs. Des tests scientifiques ont prouvé que le bicarbonate est un des moyens les plus efficaces pour lutter spécifiquement contre les odeurs de tabac.

Jardin et animaux

Jardin

- Pour lutter contre les moisissures (oïdium des rosiers et des cucurbitacées, taches noires des rosiers...).

Dosage : 5 à 10 g (1 à 2 cuillères à café) par litre d'eau.

Mode d'emploi : pulvériser sur les feuilles sèches, si possible dès l'apparition des premiers symptômes. Répéter l'opération environ une fois par semaine pendant 3 semaines et après toute averse ou arrosage important.

Les petits plus : ajouter 1 cuillère à soupe de savon noir liquide ou 1 cuillère à soupe d'huile horticole ou d'huile alimentaire (colza...).

Explication : l'efficacité fongistatique du bicarbonate a été démontrée par de nombreux travaux scientifiques (au Japon, en Italie, aux États-Unis et au Canada...). L'huile permet d'améliorer la dispersion et l'adhérence du bicarbonate sur les feuilles.

Mise en garde : ne pas dépasser 0,5 à 1 % en poids de bicarbonate (soit 5 à 10 g par litre d'eau).

◆ Pour repousser les fourmis et les cafards.

Pour bloquer le cheminement d'une colonne de fourmis, il suffit de répandre du bicarbonate sur leur chemin. Les fourmis ne seront pas repoussées instantanément, mais elles finiront par disparaître.

Explication : les fourmis ne supportent pas le contact du bicarbonate, qui doit certainement perturber les phéromones qui leur servent à baliser leur chemin et à communiquer.

Pour les cafards, répandre du bicarbonate dans les placards et les lieux de stockage des aliments qui sont visités par les cafards. Certains livres recommandent de mélanger du sucre et du bicarbonate, ce qui pousserait les parasites à ingérer les deux à la fois et les détruirait. Cette information n'est pas validée scientifiquement, mais cela vaut la peine d'essayer !

- Pour nettoyer la mousse de la terrasse, des tuiles, des ardoises, rincer la surface à l'eau bicarbonatée (30 g, soit 2 cuillères à soupe) par litre d'eau chaude. Ajouter si nécessaire du bicarbonate en poudre et frotter avec une brosse ou un balai à poils durs. Rincer.

Explication : le bicarbonate décroche la mousse de son support et retarde sa réapparition.

Mise en garde : attention à la pelouse et aux plates-bandes, une concentration trop importante de bicarbonate peut « brûler » les végétaux.

- Pour nettoyer le salon de jardin.

Dosage : 30 g (2 cuillères à soupe) par litre d'eau tiède

Mode d'emploi : imbiber un linge propre d'eau bicarbonatée et frotter. En cas de saleté résistante, saupoudrer le linge humide de bicarbonate et frotter. Renouveler si nécessaire lorsque les grains se sont dissous.

Explication : l'action détergente des molécules de bicarbonate présentes dans l'eau suffit à dissoudre la majeure partie des graisses et à décrocher les poussières, et l'action mécanique d'abrasion douce des grains de bicarbonate complète le nettoyage sur la saleté la plus tenace.

- Pour désherber les allées et les terrasses de gravier, de pavés, d'*opus incertum*..., arroser les mauvaises herbes avec une eau saturée de bicarbonate (environ 60 à 80 g à diluer dans de l'eau chaude).

Explication : comme de nombreux sels, le bicarbonate devient « phytotoxique » (nuisible aux végétaux) au-dessus de 1 % en concentration, ce qui n'empêche pas de l'utiliser pour lutter contre certaines moisissures des végétaux à des dosages inférieurs (généralement 0,5 %).

- Pour nettoyer les taches d'huile et de graisse dans le garage, sur les pavés, sur la terrasse.

Mode d'emploi : rincer le sol à l'eau bicarbonatée (30 g, soit 2 cuillères à soupe) par litre d'eau chaude. Ajouter si nécessaire du bicarbonate en poudre et frotter avec une brosse ou un balai à poils durs. Rincer.

Explication : l'eau chaude bicarbonatée dissout les huiles et les graisses et les grains de bicarbonate vont exercer une abrasion sur les taches.

Mise en garde : attention à la pelouse et aux plates-bandes, une concentration trop importante de bicarbonate est dangereuse pour les végétaux.

Animaux

- Shampoing sec pour chien (limite les odeurs et éloigne les parasites).

Mode d'emploi : saupoudrer uniformément sur la fourrure en faisant pénétrer dans les poils. Laisser agir quelques minutes et brosser.

Explication : le bicarbonate piège les odeurs accumulées dans le pelage du chien et repousse les insectes, et les puces en particulier, sans risquer d'irriter la peau du chien ou de l'intoxiquer.

Mise en garde : en cas d'infestation massive de parasites ou d'odeur persistante de l'animal, consulter un vétérinaire.

- Pour désodoriser la litière du chat.

Mode d'emploi : saupoudrer le bicarbonate uniformément dans le fond du bac et ajouter la litière.

Dosage : 100 g (½ verre ou 6 cuillères à soupe) pour un bac de taille moyenne.

Explication : le bicarbonate neutralise l'acidité de l'urine et les odeurs résultantes. La structure relativement poreuse du bicarbonate piège les odeurs de l'air.

Mise en garde : l'utilisation du bicarbonate permet d'espacer le changement de la litière (surtout lorsqu'il s'agit d'une litière agglomérante), mais ne dispense pas des mesures d'hygiène habituelles (lavage et désinfection réguliers du bac à litière).

- Pour assainir et désodoriser le panier du chien et du chat.

Mode d'emploi : saupoudrer uniformément le bicarbonate au fond du panier et sur le coussin. Si nécessaire, brosser pour faire pénétrer dans les fibres. Laisser agir 4 à 8 heures. Secouer et brosser.

Explication : le bicarbonate piège les odeurs et repousse les insectes (les puces en particulier) qui ne supportent pas les aspérités des grains.

Mise en garde : un entretien régulier du panier avec du bicarbonate évite l'accumulation de parasites, mais ne dispense pas de consulter un vétérinaire en cas d'infestation importante de votre animal.

- Pour neutraliser les odeurs des déjections des chiens et chats (urine...).

Mode d'emploi : pulvériser de l'eau bicarbonatée (4 cuillères à soupe, soit 60 g environ à diluer dans 1 litre d'eau), laisser agir au moins 15 minutes, idéalement quelques heures, aux endroits où les chats et les chiens ont l'habitude d'uriner. Procéder ensuite à un nettoyage normal (ne jamais utiliser d'eau de javel, qui attire les chats !), puis pulvériser de nouveau et laisser sécher.

Explication : l'eau bicarbonatée piège les odeurs acides et décourage les animaux de revenir faire leurs déjections aux mêmes endroits, car ils n'y retrouvent pas leurs odeurs. Cela crée un environnement défavorable au développement des bactéries responsables des odeurs désagréables.

- Pour assainir et désodoriser les cages et les nids à oiseaux.

Mode d'emploi : saupoudrer uniformément une fine couche sous le journal et au fond des nids.

Explication : le bicarbonate piège les odeurs et repousse les parasites (poux en particulier) qui ne supportent pas les aspérités des grains.

Le petit plus : un bicarbonate de très faible granulométrie (c'est-à-dire le plus fin possible) sera encore plus efficace. Et s'il est mélangé à de la terre de diatomées, il sera encore plus redoutable pour les parasites. Les diatomées sont des algues unicellulaires qui ont une enveloppe constituée en grande partie de silice, et qui se sont fossilisées.

Mise en garde : bien qu'il s'agisse de silices dites « amorphes » et donc n'induisant pas de risques respiratoires, il faut éviter d'inhaler la terre de diatomées.

Bricolage

- Pour lessiver avant peinture ou papier peint.

Mode d'emploi: humidifier la surface avec de l'eau bicarbonatée, frotter, rincer.

Dosage: 1 cuillère à soupe (15 g) par litre d'eau chaude. Ajouter éventuellement quelques gouttes de liquide vaisselle.

Explication: le bicarbonate dégraisse, dépoussière et prépare le support pour la peinture ou la colle.

- Pour nettoyer les graffitis de crayons, feutres, les traces de doigts, de semelles... sur toutes les surfaces (peinture, bois, mélaminé, formica...).

Mode d'emploi: saupoudrer le bicarbonate sur une éponge humide, frotter. Rincer l'éponge et renouveler lorsque le bicarbonate a disparu.

Explication: le bicarbonate combine une action physique d'abrasion douce qui ne raye pas, et une action détergente classique... c'est encore le « double effet bicarbonate » !

- Pour étonner les enfants

Le bicarbonate permet de faire découvrir aux enfants quelques principes de chimie en s'amusant... Il peut aussi être la base d'une pâte à sel particulièrement résistante !

Attention, ces expériences doivent être réalisées impérativement en présence d'un adulte.

Le volcan au bicarbonate : avec de la pâte à modeler, faire une petite montagne avec un cratère bien large. Dans le cratère, verser une cuillère à soupe de bicarbonate, quelques gouttes de liquide vaisselle et une cuillère à café de sauce tomate. Verser ensuite environ un verre de vinaigre sur l'ensemble. L'acide acétique du vinaigre réagit avec le bicarbonate pour créer de l'acétate de sodium, de l'eau et des bulles de CO_2 qui font mousser et monter le mélange qui simule parfaitement une coulée de lave... heureusement moins dangereuse que celle du Vésuve ou de l'Etna !

La pâte à sel au bicarbonate : 1 verre de maïzena, 1 verre d'eau, 2 verres de bicarbonate de sodium. Mélanger les ingrédients dans une casserole. Mettre à feu léger jusqu'à ce que la pâte se détache. Laisser tiédir et travailler comme de la pâte à modeler. Laisser sécher à température ambiante. Le gros avantage par rapport à la pâte à sel classique, c'est que le résultat sera beaucoup plus blanc, plus dur et moins sensible à l'humidité.

Pour éteindre une allumette comme par magie : dans un bocal de confiture vide en verre, saupoudrer le fond de bicarbonate. Verser du vinaigre, observer l'effervescence, puis introduire doucement une allumette allumée dans le bocal. Le CO_2 étant plus lourd que l'air, il a tendance à stagner un moment et vous constaterez que l'allumette s'éteint rapidement, étouffée par le gaz (c'est d'ailleurs le principe des extincteurs au bicarbonate et des extincteurs à CO_2).

Pour gonfler un ballon sans souffler : dans un ballon gonflable, verser une cuillère à café de bicarbonate (5 g) et le tiers d'un verre de vinaigre. Fermer le ballon et secouer... Le ballon se gonfle comme par magie sous l'action du CO_2 dégagé par la réaction du vinaigre sur le bicarbonate.

Pour « enneiger » la crèche ou le sapin : un peu de laque ou de colle sur le support, on saupoudre immédiatement de bicarbonate et le tour est joué, une neige bien cristalline et qui ne risque pas de fondre à tout bout de champ ! Le bicarbonate est beaucoup mieux que le sel de table, car il est plus blanc et beaucoup moins sensible à l'humidité.

La fusée au bicarbonate : d'une façon générale, la combinaison du bicarbonate et du vinaigre peut mettre sous pression tout contenant qui ferme hermétiquement. Attention donc car ça peut exploser ! Un tube vide de colle « stick » peut faire l'affaire :

- verser du vinaigre dans le fond du tube de colle ;
- faire une boulette de bicarbonate dans un peu de papier toilette ;

- glisser la boulette dans le tube ;
- refermer le tube en visant le bouchon ;
- retourner, poser le tube (le vinaigre traverse la boulette de papier et réagit avec le bicarbonate) et… attendre le décollage !

CHAPITRE 4

À chacun son bicarbonate

Le bicarbonate est bon pour tout… ou presque. Il est donc logique qu'il soit bon pour tous… ou presque ! Avant même la naissance (voire à la conception !), le bicarbonate est déjà utile, et cela se poursuit et se confirme tout au long de la vie. Les adolescents et les jeunes adultes sont curieux et inventifs… mais hésitent parfois à tester le bicarbonate « de soude ». Les seniors, eux, connaissent parfois mieux le bicarbonate, mais ne pensent pas forcément aux usages qui les concernent le plus. Ce chapitre leur est dédié.

Bébé et le bicarbonate

De plus en plus de mamans cherchent à protéger leur bébé des sources de pollution modernes, et ce dès sa conception. Le bicarbonate peut les y aider à plusieurs niveaux. D'abord, en contribuant à un environnement plus sain en faisant l'impasse sur de nombreux produits domestiques potentiellement irritants et allergisants (on considère que les enfants développent de plus en plus d'allergies lorsqu'ils sont confrontés très tôt à des COV[1] issus des produits d'entretien). Ensuite, en permettant de soulager certains petits « bobos » caractéristiques de la petite enfance.

La toxoplasmose

Les futures mamans sont généralement bien informées sur les risques liés à la toxoplasmose, qui peut entraîner des séquelles irréversibles sur le bébé si elle la contracte pendant la grossesse. Une hygiène très rigoureuse doit impérativement être observée lors de la consommation de fruits et légumes, qui doivent être lavés avec soin. En Italie, pays grand consommateur de fruits et légumes frais (d'où notamment la richesse de sa gastronomie !), les futures mamans découvrent ou redécouvrent souvent le bicarbonate à ce moment de leur vie... pour ne plus jamais l'abandonner ensuite !

Lavage des fruits et légumes : diluer 3 cuillères à café de bicarbonate dans l'eau et laisser tremper les fruits et légumes 10 minutes (surtout ceux qui ont des surfaces irrégulières comme le chou-fleur, le brocoli, la salade), puis rincer.

Attention : le bicarbonate n'est pas un désinfectant, il contribue à améliorer le simple lavage à l'eau en décro-

1. COV : composés organiques volatils.

chant les impuretés qui servent de support aux bactéries, aux résidus de pesticides, et éventuellement aux particules radioactives (voir p. 35).

Les gerçures

Pour soulager les mamelons gercés par l'allaitement, faire bouillir 1 litre d'eau, ajouter 1 cuillère à soupe (15 g) de bicarbonate dans l'eau tiède, et faire des compresses avec cette eau bicarbonatée sur les mamelons. Nettoyer à l'eau avant l'allaitement pour éviter le goût légèrement salé qui pourrait déranger bébé avant son repas !

L'érythème fessier

Il s'agit d'un phénomène *a priori* bénin, mais qui peut beaucoup faire souffrir les bébés. Le bicarbonate, en combattant l'excès d'acidité produit par les urines et en contribuant à assainir la peau en la protégeant de la surinfection, soulage les démangeaisons de bébé. D'autre part, en « abattant » le calcaire de l'eau (nos eaux de conduite sont en grande majorité calcaires en France), il la rend moins irritante pour les peaux fragiles.

Mode d'emploi : ajouter 1 à 2 cuillères à café par litre d'eau du bain. Il n'est pas nécessaire de rincer.

Attention : Si vous ne constatez pas rapidement (2 ou 3 jours) une amélioration de l'état de la peau de bébé, commencez d'abord par rincer après le bain, puis cessez complètement l'utilisation du bicarbonate s'il n'y a toujours pas d'amélioration.

Le muguet

Le muguet est provoqué par la prolifération d'une levure très commune appelée *candida albicans*. Le lait entretient un milieu acide dans la bouche de bébé et le bicarbonate fait remonter le pH (potentiel hydrogène) vers la neutralité, alors que les levures et les mycoses préfèrent un environnement acide.

Dosage : faire bouillir l'eau, attendre qu'elle devienne tiède puis ajouter 1 cuillère à café soit 5 g de bicarbonate pour l'équivalent d'un grand verre d'eau, soit 150 ml.

Mode d'emploi : appliquer l'eau bicarbonatée préalablement bouillie sur la langue, l'intérieur des joues et la mâchoire Cette application peut se faire avec un coton-tige. On peut également utiliser une compresse stérile que l'on passera doucement dans la bouche de bébé. Répéter après chaque tétée pendant quelques jours (s'il n'y a pas d'amélioration après 3 à 4 jours, ne pas insister). Conserver l'eau bicarbonatée au réfrigérateur, dans un récipient alimentaire propre, pas plus de 4 jours.

Attention : il convient d'être extrêmement prudent pour que le bébé ne risque pas d'avaler le coton-tige (toujours vérifier que le coton est bien accroché à la tige). De la même façon, si vous utilisez une compresse, prendre un morceau assez gros pour que le bébé ne puisse pas l'avaler. Ne pas faire avaler l'eau bicarbonatée au bébé. L'utilisation du bicarbonate (qui n'est pas un médicament) ne dispense pas de consulter un médecin.

L'environnement

La présence d'un bébé à la maison implique une hygiène renforcée, le bicarbonate peut y contribuer sans risque d'intoxication pour vous ou votre bébé.

- Nettoyage des jouets de bébé : ajouter 1 cuillère à café (5 g) de bicarbonate à l'eau de nettoyage. Si nécessaire, laisser tremper avant de frotter, puis bien rincer et sécher.
- Lessive des couches et des habits de bébé : les couches (pour les mamans « écologiques » qui ont eu le courage de revenir aux couches en tissu), et parfois les habits de bébé doivent subir un lavage renforcé pour être débarrassés de leurs odeurs (les odeurs des petits renvois par

exemple). Ajouter 2 cuillères à soupe de bicarbonate à la lessive liquide ou en poudre (il sera peut-être possible en contrepartie de baisser la dose de lessive, tentez de le faire progressivement).

- Stockage des couches en tissu et des habits avant lavage : pour bloquer le dégagement des odeurs, saupoudrez de bicarbonate à chaque ajout des habits dans le bac à linge sale. Introduisez-les ensuite avec le bicarbonate dans la machine à laver. Il faut stocker les couches et les habits dans des bacs séparés.

- Si vous possédez une poubelle à couches jetables : il est parfois recommandé de jeter les couches de bébé dans une poubelle spéciale hermétique. En cas de dégagement d'odeurs, saupoudrer régulièrement de bicarbonate.

- Limiter le développement des allergènes : saupoudrer uniformément le matelas de bicarbonate (environ une cuillère à soupe, soit 15 g, pour un matelas de lit de bébé), bien répartir et faire pénétrer dans les fibres, laisser agir au moins 4 heures et bien aspirer. Remettre par-dessus l'alèse et le drap. Il est possible de procéder de la même façon sur les moquettes et tapis (compter 20 g/m^2 de tapis ou moquette). Le bicarbonate dans l'aspirateur évitera que les acariens et leurs allergènes continuent à se développer.

Spécial ados : le teenagers' express

Pour ceux qui n'auraient pas eu le courage de « digérer » le reste du bouquin (lol !), nous avons rédigé ce petit paragraphe à l'intention des ados impatients et pressés. C'est un concentré de bicarbonate qui reprend les principales informations et astuces qui sont le plus susceptibles de les intéresser. S'ils souhaitent plus d'explications, ils peuvent aller consulter l'index à la fin du livre qui les renverra vers les paragraphes plus détaillés.

Le bicarbonate, ce n'est pas de la soude !

Extrait d'un blog d'ados : « Ça va pas la tête, tu veux te mettre de la soude sur la figure ? Pas de problème, quand t'auras plus de peau, t'auras plus de boutons ! » Même si on l'appelle bicarbonate de soude, le bicarbonate n'a pas de rapport avec la soude caustique, celle qui est effectivement très corrosive et très dangereuse. Il est utilisé fréquemment en cuisine et en cosmétique (voir p. 29) !

Les petits boutons et la peau

Une peau nette, ce n'est pas évident à l'adolescence. Le bicarbonate peut participer à une bonne hygiène dermatologique, et donc réduire l'irruption des boutons. Un site anglophone qui existe depuis de nombreuses années, www.acne.org, a réuni plus de 1 000 témoignages sur l'utilisation du *baking soda* (bicarbonate alimentaire) qu'il a classé dans la catégorie *home remedies* (remèdes maison). Il en ressort une note globale de plus de 4 sur 5 attribuée au bicarbonate, avec les remarques et conseils suivants :

- le bicarbonate donne des résultats immédiats, ce qui est rarement le cas d'autres produits, même très complexes et très chers ;
- le bicarbonate peut irriter la peau, la rendre rouge et la dessécher, ce qui implique de le réserver à un usage ponctuel, et éventuellement d'appliquer une crème hydratante neutre après son utilisation ;
- il ne faut pas appliquer le bicarbonate en pâte sur des surfaces de peau trop étendues, mais le limiter à quelques boutons ou endroits du corps très localisés (le nez par exemple) ;
- en revanche, le bicarbonate dilué dans l'eau (voir plus loin pour le mode d'emploi) peut être utilisé sur tout le corps en rinçage de la peau ou dans le bain ;
- enfin, le bicarbonate n'est pas un médicament et ne dispense pas de consulter un dermatologue.

Mode d'emploi :

- en pâte : fabriquer une pâte en mélangeant 3 mesures de bicarbonate et 1 mesure d'eau (les proportions peuvent varier un peu en fonction de la finesse des grains de bicarbonate). Appliquer cette pâte avec le bout de l'index sur les boutons les plus visibles. Laisser sécher, puis épousseter et rincer à l'eau claire ;
- en dilution dans de l'eau : diluer 1 cuillère à café de bicarbonate dans un litre d'eau tiède et se rincer la peau avec cette solution. Rincer à l'eau claire et sécher. En cas d'assèchement et/ou de rougeurs de la peau (très rare), cesser l'utilisation du bicarbonate.

Explication : le bicarbonate dissout les graisses et bloque le développement des bactéries. Il contribue donc à déboucher les pores encombrés par un excès de sébum, phénomène fréquent à l'adolescence, et empêche l'inflammation due à la prolifération de bactéries. Mais attention, le sébum est une sécrétion naturelle indispensable à la protection de la peau, donc il ne faut pas le supprimer systématiquement. L'utilisation du bicarbonate doit donc être mesurée.

Les pellicules

Les pellicules sont un phénomène fréquent à l'adolescence. Il y a deux façons d'utiliser le bicarbonate pour limiter la présence des pellicules :

- saupoudrer le cuir chevelu de bicarbonate, masser doucement, puis secouer les cheveux et peigner soigneusement pour enlever les grains de bicarbonate ;
- ajouter l'équivalent d'1 cuillère à café (5 g) de bicarbonate en poudre au shampoing habituel, puis bien masser et rincer soigneusement ;
- attention à ne pas mettre de bicarbonate dans les yeux, ça pique. Si c'est le cas, rincer les yeux à l'eau claire.

Explication : le bicarbonate exerce une sorte de *peeling* du cuir chevelu et décroche les pellicules (qui sont en fait une forme de squames). Il est recommandé de limiter l'utilisation du bicarbonate à une fois par semaine, et de cesser en cas d'irritation du cuir chevelu.

Les odeurs corporelles

Avec le développement des hormones, le corps affirme son identité, ce qui passe aussi par un accroissement des odeurs corporelles. Le bicarbonate neutralise les odeurs en rectifiant le pH et en bloquant le développement des bactéries.

- Après le sport : un bon bain avec 2 tasses de bicarbonate (environ 200 g) fera disparaître les odeurs de transpiration et favorisera la récupération de l'organisme (voir p. 71).

- Sous les aisselles : humecter les doigts en les passant sous l'eau tiède, saupoudrer légèrement de bicarbonate, puis masser doucement sous les aisselles.

- Odeurs de pieds : ajouter 1 cuillère à café (5 g) de bicarbonate à 1 litre d'eau tiède et se rincer les pieds avec cette solution, ou pulvériser cette solution avec un petit pulvérisateur bien propre. Il est aussi possible de saupoudrer l'intérieur des chaussures avec du bicarbonate. Il faut laisser agir au moins toute une nuit, puis enlever le bicarbonate avant de remettre les chaussures. Les chaussures en synthétique comme les baskets respirent moins bien que le cuir, et le bicarbonate « piège » les odeurs efficacement.

L'hygiène des dents et de la bouche

Dents blanches

Les dents blanches sont très à la mode, mais il faut être conscient que la couleur de l'émail est naturellement légèrement teintée chez certaines personnes et qu'il faut l'accepter. Lorsqu'on boit du café ou du thé, et surtout lorsqu'on fume, les dents jaunissent davantage.

Le bicarbonate peut aider à réduire considérablement les dépôts et le tartre : humidifier la brosse à dents, saupoudrer le bicarbonate, ajouter le dentifrice par-dessus, et se brosser les dents comme d'habitude.

Le bicarbonate n'est pas assez « dur » pour rayer l'émail des dents, il exerce une abrasion douce qui permet de libérer progressivement les dents de leurs dépôts.

Limiter l'utilisation du bicarbonate à 1 ou 2 fois par semaine, c'est suffisant pour constater rapidement une amélioration.

Haleine plus fraîche

Se rincer la bouche et se gargariser avec un verre d'eau tiède dans lequel on aura dissous ½ cuillère à café de bicarbonate. Le bicarbonate neutralise les odeurs, mais ne parfume pas la bouche ! Mâcher quelques feuilles de menthe fraîche peut bien compléter l'action du bicarbonate !

Pour les seniors

L'espérance de vie n'a jamais été aussi élevée qu'aujourd'hui et une proportion importante de nos seniors est heureusement dans une forme éblouissante. Néanmoins, la progression très nette de maladies graves comme le cancer et de maladies neuro-dégénératives (Alzheimer, Parkinson...) préoccupe le monde médical, les pouvoirs publics et la communauté dans son ensemble.

Le vieillissement de la population ne peut être le seul facteur retenu, et l'exposition de nos organismes à des cocktails chimiques de plus en plus complexes et de moins en moins maîtrisés est soupçonnée d'avoir une lourde part de responsabilité (combinaison de substances chimiques ingérées à travers les médicaments, les compléments alimentaires, les additifs alimentaires, les COV[1] de nos locaux, la pollution atmosphérique, l'eau...). Il faut bien reconnaître que personne, y compris nos plus brillants médecins et biochimistes, n'est plus capable de prévoir précisément quelles quantités de ces molécules sont absorbées par notre organisme, et surtout comment elles réagissent entre elles et dans quelle mesure elles perturbent notre métabolisme.

1. COV : composés organiques volatils.

En adoptant le bicarbonate le plus tôt possible et pour le plus d'utilisations possibles, on limite d'autant l'ingestion et l'exposition à ces molécules complexes en leur substituant un minéral simple, dont l'innocuité et la biodégradabilité sont établies de longue date.

Parce que sécurité rime souvent avec simplicité, le bicarbonate peut être une des clés d'un vieillissement plus serein et d'une santé préservée le plus longtemps possible. Il suffit pour s'en persuader d'interroger les seniors *aficionados* du bicarbonate et de constater la fermeté de leurs convictions quant à l'utilité du bicarbonate...

Appareils dentaires : bien que le bicarbonate contribue à la conservation de bonnes dents, les appareils dentaires deviennent fréquents à partir d'un certain âge... Faire tremper les appareils dentaires dans un verre d'eau tiède dans lequel on aura dissous une cuillère à café de bicarbonate le nettoiera efficacement. Compléter si nécessaire en frottant l'appareil avec une brosse humide sur laquelle on aura saupoudré un peu de bicarbonate.

Mycoses des ongles de pieds : les onychomycoses (mycoses des ongles) deviennent plus fréquentes avec l'âge (on considère que 25 à 30 % des plus de 60 ans seraient touchés). Le pouvoir fongistatique du bicarbonate peut être ici très utile.

Des bains de pieds réguliers au bicarbonate (2 cuillères à café, soit 10 g par litre d'eau) permettent d'imprégner la peau et les ongles de bicarbonate et de rendre le milieu moins favorable à la croissance de mycoses.

Mise en garde : le bicarbonate n'est pas un médicament, certaines mycoses nécessitent de consulter un médecin.

Conclusion

Le bicarbonate va dans le sens de l'Histoire. Il fait partie de ces évidences qu'il ne faut pas manquer. Il est fabriqué à partir de matières premières minérales naturelles abondantes et qui n'entrent pas en compétition avec d'autres besoins incontournables (comme l'alimentation). Il est produit et consommé localement et participe à l'environnement économique et social de ceux qui l'utilisent. Enfin, et surtout, il a prouvé depuis plus de cent cinquante ans qu'il ne nuit ni à la santé de l'homme, ni à celle de la planète. En participant à l'épuration des eaux et des fumées, en se substituant à d'autres molécules dont les dangers se révèlent de plus en plus (qu'elles soient seules ou qu'elles se combinent entre elles de façon incontrôlée dans notre corps ou dans notre environnement), le bicarbonate participe même à rendre la vie sur terre plus saine. Il est la preuve qu'il est parfois simple d'obtenir des améliorations sensibles et rapides de nos conditions de vie... qui plus est en dépensant moins.

Heureusement, de nombreux scientifiques ont pris conscience du potentiel que recèle encore le bicarbonate et travaillent actuellement sur de nouvelles façons de l'utiliser dans des applications innovantes. Comme on l'a vu, il est même étudié comme une solution possible pour recycler le CO_2 de certaines activités industrielles et agricoles... Il y a une expertise forte sur la fabrication du bicarbonate à travers quelques entreprises européennes très performantes, qui ont étendu leur activité à de nombreux autres pays du monde. Il semble néanmoins que la recherche sur les nouvelles applications du bicarbonate soit sensiblement plus active de l'autre côté de l'océan, aux États-Unis en particulier. Mais il y a encore en Europe des ressources immenses en termes d'expertise et de compétences.

Tous les facteurs ou presque sont réunis pour que le bicarbonate trouve ou retrouve la place qu'il mérite dans nos foyers. Les très rares fois où le bicarbonate a pu décevoir ceux qui l'ont testé, c'est qu'on l'avait qualifié de « produit miracle » pour vendre des livres à sensation, ou qu'on l'avait introduit dans un produit grand public à des fins purement commerciales (par exemple un « célèbre » gel w.-c.). Il est aussi très souvent présenté comme un produit trop traditionnel, dont on aurait déjà épuisé les ressources, ou bien parfois comme un produit potentiellement agressif apparenté à la soude... alors qu'il présente des atouts tellement motivants dans des applications aussi nobles et modernes que la préservation de l'environnement, la gastronomie, la cosmétique et la santé...

C'est pour cela qu'une information objective, complète et digne de confiance est plus que jamais nécessaire. Pour susciter la curiosité des petits et des grands, cette information doit rester « digeste » et ludique. Car ce n'est pas par les menaces et les reproches que l'on fait progresser les grandes causes. En revanche, il faut bien reconnaître que la perspective de ne plus entasser sous l'évier une collection de « détergent triple action powerbang », « gel désincrustant instantané micro-top » et autre « poudre de perlimpinzoate de tricothyl » est franchement motivante. Et ça ne s'arrête pas là, puisque la polyvalence du bicarbonate permet aussi d'éviter le recours à bien d'autres produits chers et parfois suspects dans le domaine de l'hygiène et des soins corporels.

C'est par son utilisation à la maison que la popularité du bicarbonate continuera à croître, aussi bien dans le grand public que dans la communauté scientifique et parmi les décideurs.

Car un chercheur ou un député est d'abord souvent un père ou une mère (d'aucuns diront « une grand-mère » s'agissant du bicarbonate !) comme vous ou moi. Alors espérons que ce petit livre vous aura amusé et aura contribué à faire progresser la cause du bicarbonate... dans votre intérêt, celui de vos proches et celui de la planète !

Bibliographie

Les livres sur le bicarbonate sont de qualité variable. Il y a de bonnes idées à prendre dans chacun d'entre eux , mais il y a aussi souvent de nombreux conseils beaucoup trop approximatifs, voire parfois totalement erronés. Nous avons donc essayé de faire le tri pour n'en garder que le meilleur.

◆ Livres et articles

Communication du Dr François Raoux, « Le renouveau d'intérêt pour le bicarbonate de sodium des eaux minérales naturelles », *Cellule scientifique Neptune*, Medec, 2006

Stefan Schla, Kazuteru Yokose, « Sodium Bicarbonate », *CEH Product Review*, october 2006

Georges Hughes, *Resourceful & ingenious uses of baking soda*, TipKing

Un pizzico di bicarbonato : cinquecento modi di usare il bicarbonato di sodio dentro e fuori casa e per cucinare. Geri Camporesi Carla ; Editore : Pacini Fazzi

Le bicarbonate Solvay® : mille utilisations pour mille occasions.

Martina Krcmar, *Le Bicarbonate, saveurs et vertus*, Éditions Grancher

Michel Droulhiole, *Le Bicarbonate malin*, Leduc Editions

Clémence Lefevre, *Les Merveilleux Pouvoirs du bicarbonate de soude*, Éditions Exclusif

Lise Soto, *Les Merveilles du bicarbonate de soude*, Edimag

Étienne Marquis, *Bicarbonate de soude*, Edimag

Gérard Lambert, *Petits et grands ménages écologiques avec le bicarbonate de soude*, Edimag

Alessandra Moro Buronzo, *Les Incroyables Vertus du bicarbonate de soude*, Jouvence Éditions

Solvay, un géant. Maxime Rapaille. Editions Didier Hatier

◆ Sites sur le bicarbonate

www.monbicarbonate.fr

www.bicarbonatedesoude.fr

www.bicarbonato.it (site en Italien)

www.armhammer.com (site en Anglais)

www.webmineral.com (site en Anglais)

- Sites de vente de bicarbonate (ne sont mentionnés que les sites sérieux qui proposent du bicarbonate de qualité alimentaire, et qui font clairement la différence avec le bicarbonate de qualité technique) :

www.compagnie-bicarbonate.com

www.eluoecolo.com

www.toutallantvert.com

10 recettes de cuisine au bicarbonate

Pain d'épices

Préparation	20 mn
Cuisson	40 mn
Attente	aucune
Difficulté	facile

Ingrédients (pour 8-10 personnes)

- 200 g de miel
- 2 dl de lait
- 250 g de farine complète
- 30 g de beurre
- 1 cuillère à café de bicarbonate de soude
- 1 cuillère à café de mélange d'épices

Préparation

- Préchauffez votre four à 150 °C.
- Dans une grande casserole, faites fondre le beurre et le miel dans le lait, doucement et sans faire bouillir.
- Ajoutez la farine et mélangez.
- Dans un bol, diluez le bicarbonate et les épices puis ajoutez à la pâte.
- Versez dans un moule à cake préalablement beurré et chemisé, et enfournez pendant 40 minutes.

Naans

Préparation	20 mn
Cuisson	40 mn (5 mn par naan)
Attente	2 heures
Difficulté	facile

Ingrédients (pour 4 personnes)

- 400 g de farine de froment
- 150 g de yaourt
- 70 g de beurre
- 25 g de levure de boulanger fraîche
- 2 pincées de bicarbonate de soude
- 2 cuillères à soupe de graines de pavot
- 1 cuillère à café de sel

Préparation

■ Mettez la levure de boulanger dans un bol avec 6 cuillères à soupe d'eau chaude. Ajoutez le bicarbonate de soude, le sel et le yaourt une fois que la levure se sera bien dissoute dans l'eau. Mélangez bien. Faites fondre le beurre dans une petite coupelle.

■ Versez la farine dans une grande terrine. Formez un puits au centre et versez-y le contenu du bol puis le beurre fondu en mélangeant jusqu'à obtention d'une pâte homogène.

■ Pétrissez la pâte énergiquement pendant au moins 10 minutes jusqu'à ce qu'elle devienne bien souple. Formez une boule, couvrez-la d'un linge et laissez-la reposer au moins 2 heures.

■ Partagez la pâte en 8 morceaux de même taille. Étalez chacun d'eux pour obtenir un ovale d'environ 14 x17 cm. Parsemez-les de graines de pavot et appuyez avec le bout des doigts pour les enfoncer dans la pâte.

■ Graissez très légèrement une poêle et faites-la chauffer. Posez-y un naan, couvrez et faites cuire à feu moyen environ 5 minutes en retournant à mi-cuisson. Quand le naan est cuit, réservez-le sur une assiette couverte et renouvelez l'opération.

Muffins salés au magret fumé

Préparation	10 mn
Cuisson	10 mn
Attente	aucune
Difficulté	facile

Ingrédients (pour 6 personnes)

- 120 g de farine
- 60 g de maïzena
- ½ cuillère à café de bicarbonate de soude
- 1 paquet de levure chimique
- 8 cl d'huile d'olive
- 10 cl de lait demi-écrémé
- 3 oeufs
- le jus d'un ½ citron
- 100 g de gruyère râpé
- 80 g de parmesan râpé
- 150 g de magret de canard séché et fumé

Préparation

■ Préchauffez votre four à 160 °C.

■ Dans un grand saladier, mélangez la farine, la maïzena, le bicarbonate et la levure. Puis incorporez au fouet le lait, l'huile, les œufs et le jus de citron.

■ Ajoutez les fromages râpés et mélangez bien afin d'obtenir une consistance homogène.

■ Versez la pâte dans les moules à muffins et glissez au milieu de la pâte une petite tranche de magret fumé.

■ Enfournez à mi-hauteur pendant 10 minutes environ. Vous pouvez vérifier la cuisson de vos muffins en glissant une lame de couteau qui doit ressortir sèche.

Cookies aux pépites de chocolat

Préparation	20 mn
Cuisson	10 mn
Attente	aucune
Difficulté	facile

Ingrédients (pour 6 personnes)

Pour les pépites :

- 60 g de chocolat noir
- 60 g de chocolat au lait
- 60 g de chocolat blanc

Pour les cookies :

- 110 g de beurre
- 250 g de farine
- 1 œuf
- 100 g de sucre de canne
- ½ cuillère à café d'extrait de vanille
- ½ cuillère à café de bicarbonate de soude
- ½ cuillère à café de sel

Préparation

■ Commencez par faire vos pépites en concassant votre chocolat. Pour les moins courageux, vous pouvez acheter vos pépites déjà faites !

■ Préchauffez votre four à 180 °C.

■ Dans un saladier, faites fondre le beurre puis ajoutez le sucre et la vanille. Battez au fouet jusqu'à ce que le mélange blanchisse, puis ajoutez l'œuf entier. Battez à nouveau.

■ Enfin, ajoutez la farine, le bicarbonate et le sel que vous aurez au préalable mélangés. Mélangez bien et formez une grosse boule que vous séparerez en trois petites.

■ À chacune, vous incorporerez vos pépites.

■ Disposez une feuille de papier sulfurisé sur votre plaque de four sur laquelle vous déposerez des cuillerées de pâte régulièrement et suffisamment espacées (rappelez-vous, le bicarbonate fait gonfler...). Si vous préférez des cookies lisses, faites une petite boule entre vos mains que vous aplatirez ensuite sur la feuille.

■ Faites-les cuire pendant 10 minutes. À la sortie du four, vos cookies seront encore mous : ils durciront en refroidissant. Attendez un peu avant de les retirer pour ne pas les casser.

Cookies au caramel au beurre salé

Préparation	30 mn
Cuisson	15 mn
Attente	aucune
Difficulté	facile

Ingrédients (pour 6-8 personnes)

Pour le caramel :

- 150 g de sucre
- 80 g de beurre demi-sel
- 20 cl de crème liquide
- 3 pincées de fleur de sel

Pour les cookies :

- 120 g de beurre
- 230 g de farine
- 1 œuf
- 100 g de sucre de canne
- ½ cuillère à café de levure chimique
- ½ cuillère à café de bicarbonate de soude
- ½ cuillère à café de sel

Préparation

■ Commencez par faire le caramel : mettez le sucre dans une casserole avec 1 cuillère à soupe d'eau et faites-le caraméliser. Quand il devient doré, coupez le feu, ajoutez la crème puis mélangez. Ajoutez ensuite le beurre et la fleur de sel et mélangez bien à nouveau. Laissez refroidir complètement.

■ Préchauffez votre four à 150 °C.

■ Dans un saladier, battez le beurre légèrement fondu avec le sucre de canne, puis ajoutez l'œuf entier. Battez à nouveau.

■ Enfin, ajoutez la farine, la levure, le bicarbonate et le sel. Mélangez bien.

■ Disposez une feuille de papier sulfurisé sur votre plaque de four sur laquelle vous déposerez des cuillerées de pâte régulièrement et suffisamment espacées (rappelez-vous, le bicarbonate fait gonfler...). Déposez ensuite une noisette de caramel au beurre salé. Vous pouvez enfermer votre caramel sous une autre cuillerée de pâte (cookie surprise ! les invités devineront).

■ Faites-les cuire pendant 15 minutes. À la sortie du four, vos cookies seront encore mous : ils durciront en refroidissant. Attendez un peu avant de les dresser sur leur plat pour ne pas les abîmer.

Beignets de légumes

Préparation	5 mn
Cuisson	3 mn
Attente	15 mn
Difficulté	facile

Ingrédients (pour 4 personnes)

- Courgettes, aubergines, tomates, oignons (ce qui vous plaît !)
- 2 cuillères à soupe de farine
- 1 œuf
- 1 cuillère à café de bicarbonate de soude
- 10 cl de lait environ
- 1 gousse d'ail pressé
- persil haché
- sel, poivre et huile

Préparation

■ Dans un saladier, mélangez la farine, l'œuf entier, le bicarbonate, l'ail et le persil.

■ Ajoutez le lait pour obtenir une pâte épaisse. Salez et poivrez. Laissez reposer pendant 15 minutes environ.

■ Pendant ce temps, lavez vos légumes, séchez-les et coupez-les en rondelles. Faites chauffer l'huile dans une sauteuse (ou votre friteuse).

■ Quand l'huile est chaude, tremper les légumes dans la pâte et les faire cuire dans l'huile. Une fois dorés, mettez-les sur du papier absorbant.

■ Déguster chaud avec de la fleur de sel.

Bretzels salés

Préparation	30 mn
Cuisson	15 mn
Attente	2 heures (au total)
Difficulté	facile

Ingrédients (pour 8 personnes)

- 260 ml d'eau
- 25 g de levure boulangère
- 12 g de sucre
- 500 g de farine
- 12 g de sel fin
- 50 g de beurre mou
- 4 l d'eau
- 3 cuillères à soupe de bicarbonate de soude
- gros sel et/ou des graines de cumin, sésame, anis

Préparation

- Mettez la farine dans un saladier, faites un puits où vous mettrez la levure émiettée et le sucre. Ajoutez 50 ml d'eau tiède et remuez légèrement ce mélange en incorporant une toute petite quantité de farine. Laissez lever ce mélange environ 30 minutes.
- Quand le mélange liquide au centre de la farine a doublé de volume, ajoutez le beurre ramolli coupé en petites parcelles. Dans le reste d'eau tiède, dissolvez le sel fin et ajoutez-le à la farine.
- Pétrissez de façon que la pâte ne colle pas aux mains (sinon, rajoutez un peu de farine).
- Recouvrez le mélange avec du film plastique et laissez lever dans un endroit chaud pendant 1 h 30.
- Pétrissez de nouveau sur un plan de travail fariné, séparez la pâte en 8 morceaux de même taille et façonnez les bretzels. Posez-les sur un linge fariné et laissez-les de nouveau lever pendant 20 minutes.

■ Pendant ce temps, faites bouillir 4 litres d'eau dans une casserole. Dès l'ébullition, ajoutez le bicarbonate de soude.

■ À l'aide d'une écumoire, plongez les bretzels un par un dans l'eau bouillante, attendez qu'ils remontent (au bout de 30 à 40 secondes en général) et égouttez-les sur le torchon enfariné.

■ Préchauffez le four à 200 °C. Mettez les bretzels sur une plaque recouverte de papier sulfurisé, saupoudrez de gros sel ou de graines et faites plusieurs entailles sur chaque bretzel. Enfournez pendant 15 minutes.

Délice aux noix

Préparation	10 mn
Cuisson	35 mn
Attente	aucune
Difficulté	facile

Ingrédients (pour 6 personnes)

- 150 g de farine
- 1 cuillère à café rase de bicarbonate de soude
- le zeste d'un citron râpé
- 100 g de beurre
- 3 œufs
- 50 g de sucre
- le jus d'un citron
- 100 gr de noix décortiquées

Préparation

■ Dans un saladier, mélangez la farine, le bicarbonate, le sucre et le zeste du citron.

■ Dans un autre saladier, faites fondre légèrement le beurre puis battez-le avec les 3 œufs.

■ Ajoutez ensuite le mélange de farine, le jus de citron et enfin les noix. Mélangez bien.

■ Versez la préparation dans un moule beurré et chemisé, et mettez au four préchauffé à 170 °C pendant 35 minutes environ.

Sablés au gingembre

Préparation	20 mn
Cuisson	15 mn
Attente	5 mn
Difficulté	facile

Ingrédients (pour 20-25 sablés)

- 220 g de farine
- 1 pincée de sel
- 1 cuillère à café rase de bicarbonate de soude
- 30 à 40 g de gingembre frais râpé (selon les goûts !)
- 50 g de cassonade
- 65 g de beurre
- 50 g de miel liquide
- 1 œuf

Préparation

■ Dans un saladier, mélangez la farine, le sel, le bicarbonate, le gingembre et la cassonade.

■ Dans une casserole, faites fondre doucement le beurre et le miel.

■ Ajoutez ce liquide à la farine et mélangez.

■ Battez l'œuf et incorporez-le à la préparation. Formez une boule sans trop pétrir.

■ Recouvrez votre plaque de four d'une feuille de papier sulfurisé et préchauffez votre four à 170 °C. Le temps qu'il atteigne la bonne température, formez des noix de pâte et disposez-les sur la plaque.

■ Enfournez pendant 15 minutes.

Acras de morue (selon Michelle Sainseaux)

Préparation	40 mn
Cuisson	3 mn
Attente	24 h
Difficulté	Assez difficile

Ingrédients

- 400 g de filets de morue salée
- 300 g de farine
- 250 ml de lait entier
- 1 sachet de levure chimique
- 1 à 2 pincées de bicarbonate
- 2 brins de ciboulette
- 2 brins de persil
- 3 à 4 gousses d'ail
- 1 oignon
- ½ piment antillais
- Sel, poivre

Préparation

■ La veille, dessaler les filets de morue dans de l'eau bouillante, répéter l'opération plusieurs fois.

■ Mixer les épices (oignons, ail, persil ciboulette).
Dans un saladier, mettre la farine et le lait, bien remuer puis ajouter les épices et la morue émiettée.

■ Salez, poivrez et ajoutez le piment haché finement.

■ Laissez la pâte reposer 24 heures au réfrigérateur.

■ 20 minutes avant de faire les acras, mettre la levure et le bicarbonate. Mélangez bien.

■ Ne pas faire frire trop d'acras à la fois pour ne pas faire trop chuter la température de l'huile et pour leur laisser la place de se retourner sans se coller. La cuisson prend 3 minutes environ selon leur taille.

■ Sortez les acras cuits avec une araignée (écumoire de fil métallique) et égouttez-les sur du papier absorbant.

Index

Tables des matières

conception
réalisation
mise en page
pca
44405 Rezé cedex

Dépôt légal : novembre 2011 - N° d'éditeur : 4279 - IMPRIMÉ EN FRANCE - Imprimeur n° 12822
Achevé d'imprimer le 14 novembre 2011 sur les presses de l'imprimerie « La Source d'Or »
63039 Clermont-Ferrand

IMPRIM'VERT
PEFC
PEFC/10-31-2008

Dans le cadre de sa politique de développement durable,
La Source d'Or a été référencée IMPRIM'VERT® par son organisme consulaire de tutelle.
Cet ouvrage est imprimé - pour l'intérieur - sur papier bouffant "Munken Print White" 90 g
des papeteries Arctic Paper, dont les usines ont obtenu
les certifications environnementales ISO 14001
et opèrent conformément aux normes P.E.F.C. (05-33-99), F.S.C. et E.M.A.S.